别等有症状

东大夫写给健康人的防癌与筛查指南

张晓东 — 主编

北京大学肿瘤医院消化道肿瘤内科专家

U0278280

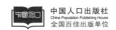

中国人口出版社
China Population Publishing House
全国百佳出版单位

图书在版编目（CIP）数据

别等有症状：东大夫写给健康人的防癌与筛查指南 /
张晓东主编. –– 北京：中国人口出版社，2022.1
　ISBN 978-7-5101-8089-7

　Ⅰ. ①别… Ⅱ. ①张… Ⅲ. ①癌—防治—指南 Ⅳ.
①R73-62

中国版本图书馆CIP数据核字（2021）第221083号

别等有症状：东大夫写给健康人的防癌与筛查指南
BIE DENG YOU ZHENGZHUANG：DONG DAIFU XIE GEI JIANKANG
REN DE FANG'AI YU SHAICHA ZHINAN

张晓东　主编

责 任 编 辑	江　舒	
策 划 编 辑	江　舒	
装 帧 设 计	北京楠竹文化发展有限公司　东合社—安平	
责 任 印 制	林　鑫　王艳如	
出 版 发 行	中国人口出版社	
印　　　刷	小森印刷（北京）有限公司	
开　　　本	710毫米×1000毫米　1/16	
印　　　张	15.25	
字　　　数	205千字	
版　　　次	2022年1月第1版	
印　　　次	2022年1月第1次印刷	
书　　　号	978-7-5101-8089-7	
定　　　价	59.80元	

网　　　址	www.rkcbs.com.cn
电 子 信 箱	rkcbs@126.com
总编室电话	（010）83519392
发行部电话	（010）83510481
传　　　真	（010）83538190
地　　　址	北京市西城区广安门南街80号中加大厦
邮 政 编 码	100054

本书编委会

主　编：张晓东

副主编：杜　鹏　　高雨农　　李少雷　　刘　巍

　　　　宋国红　　王子平　　魏　炜

编　委：安彤同　　高维娇　　郏　博　　刘安阳

　　　　刘　佳　　史幼梧　　宋东东　　汤星星

　　　　王恒辉　　王闫飞　　王云逸　　张如艳

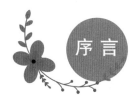

序言

　　我是一个肿瘤内科医生，每天面对各种消化道癌，几乎80%的患者不能治愈，看尽人间生离死别，常常对自己的无能为力感到悲哀……我忍不住想，我们与其每天为延长患者生存时间、被动治疗，为什么不主动出击把防癌前移呢？早癌筛查可以挽救90%以上的患者生命，为什么像我这样的专业医生没有多少人去帮助普罗大众做这件事呢？

　　早癌筛查不是什么新名词。几十年前我上大学时就知道早癌筛查的意义，而因为种种原因，直到现在，我国还没有真正意义上去大规模宣传和实施早癌筛查，很多人的观念还停留在"没有症状就不去医院"，还把"几十年从没有去过医院"作为骄傲的资本，还在大谈特谈各种"防癌蔬菜"……

　　我的性格是说干就干、干就干好！于是在2018年底获得我们现任院长季加孚的支持后，我联系医院各专业的专家们一起开始做高危人群的早癌筛查，同时利用自己微博@东大夫的影响力，加大宣传，提高大众对早癌筛查的认识，力推"主动筛查"！

　　经过三年的努力，我们已经为上千有高危因素的朋友们做了早癌筛查，发现早癌21例，检出率1.9%。我们希望让越来越多的人认识到早癌筛查不仅仅是为了筛查早癌，更重要的是建立自己的健康档案，管理自己的健康状况！

　　可喜的是，很多年轻人对此接受度很高，还带上父母来做早癌筛查。

我在微博上常说：现如今孝顺的标准是带上父母去旅游和做早癌筛查！相信在不远的将来，现在的年轻人进入中年时，对早癌筛查的认识和重视将不用我再呼吁和宣传，国家层面也会出台相关的政策支持。

很多粉丝和朋友问我，为什么不写本书，把你和患者的故事，把早癌筛查获益者的故事写出来，让更多人知道早癌筛查的意义所在。我也一直犹豫，毕竟写书不是件容易的事，靠我自己也无法完成。帮我们出版这书的出版社编辑也是我的粉丝，完全认同我对早癌筛查的理念，在她的鼓励下，在所有从事早癌筛查的同仁们的支持下，我最终顺利地完成了这本科普读物。这书最大的特点就是真实、实用、接地气，既有简单易行的指导建议，也有很多案例展现，融可读性和知识性于一身。我希望本书的出版，能让更多关注健康、珍爱生命的人，增进对早癌筛查的认知，更好地认识癌症和健康管理。

最后，感谢大家对我的关爱和对早癌筛查事业的支持。让我们一起来主动筛查，关爱自己和家人！

张晓东

2021.11

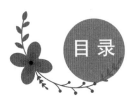

Contents 目录

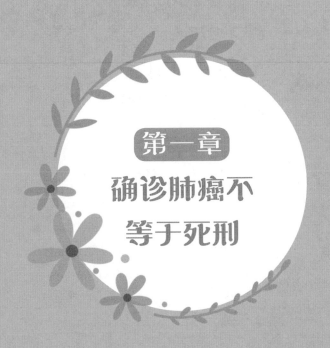

第一章

确诊肺癌不
等于死刑

案例 A

老毛病未必不打紧

老姜今年 58 岁，是一位报社的编辑，儿女事业有成，他和老伴身体也还算硬朗，一家人其乐融融。但他有个不好的习惯，就是吸烟。58 岁的他吸烟的时间已经超过 30 年。家人曾多次劝他戒烟，可他就是不听。

这年深秋来临，天气逐渐变凉，老姜总是不停地咳嗽。老伴劝他去医院看看，他却说这是老毛病不打紧。不过慢慢地，老姜总觉得自己气不够用，尤其是躺在床上时总感觉憋得厉害。他自己似乎也产生了不好的预感。

这一次他终于不再固执了，在家人的陪同下来到了当地医院，做了 CT 检查。结果出来后他们全家都震惊了。CT 显示右上肺见小团块状软组织密度影，周围可见短毛刺影；右上肺部分支气管闭塞；右侧胸腔内见有积液。诊断：右上肺占位，肺气肿，右侧胸腔大量积液。吓坏了的老姜继续做了肿瘤标志物检查，结果提示 CEA 明显升高（24.84ng/ml）。结合胸部 CT 检查及肿瘤标志物，老姜肺癌的诊断基本明确了。但是病理检查才是确诊肺癌的金标准，老姜接下来必须要接受病理检查。

于是按照医生的建议，老姜进行了胸腔穿刺置管，共引流出血色胸腔积液 3 500ml。引流胸水后老姜的喘憋症状明显好转，不过胸水脱落细胞学检测结果让老姜家抱有的最后一丝希望也破灭了。细胞学结果显示：镜下可见较多成团的异形细胞，考虑为腺癌。至此，老姜被明确诊断为肺癌。

难道真的给老姜判了死刑了吗？带着最后的一丝希望，老姜的儿女们把老姜带到了医院胸部肿瘤科。

经过医生讨论，最终制订了针对老姜的最优治疗方案，化疗联合免疫治疗。但另一个严酷的现实又摆在了老姜家面前，那就是昂贵的医药费。

尽管有一些慈善赠药的政策，但援助后每年的花费也高达 30 万元左右。

这对于一个工薪家庭无疑是难以接受的。但是老姜的孩子们却都下定了决心，他们坚定地向医生表示要选择最好的治疗方案："我父亲才 50 多岁，就算砸锅卖铁也要用最好的药为我父亲治病。"

于是在 2019 年 11 月 9 日，老姜开始了第 1 周期治疗，治疗后老姜的喘憋症状明显好转，11 周期化疗后复查 CT 显示老姜的肺部肿块缩小了，4 周期后复查肿块继续缩小。直到 2020 年 11 月 19 日，老姜已经共接受了 11 周期帕博利珠单抗治疗，治疗持续了 1 年，肿瘤得到了良好的控制。这对老姜一家来说无疑是最好的消息了，即使治疗有效，他在今后的一年中还要承担昂贵的 30 万元医药费，而且更为沮丧的是，晚期肺癌患者，基本上不能实现根治，后续等待老姜的困难还有很多……

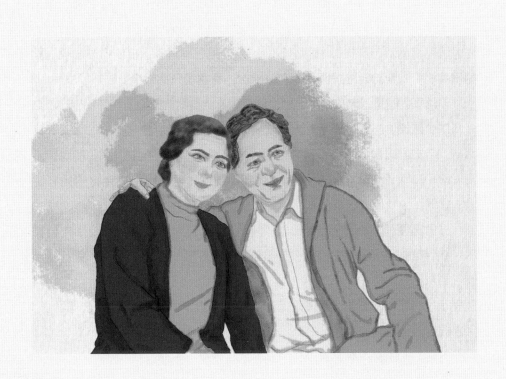

案例 B

一个决策改变命运

冉女士今年 54 岁了，谈起去年的"遭遇"她还是心有余悸。

冉女士是一名公司的职员，既往有肺结核、反流性食管炎病史。她还有肿瘤家族史。父亲 72 岁患肝癌，舅舅 59 岁患食管癌。经历了和家人们的生离死别后，她时常会担心这一噩梦也发生在自己身上，而且据说有家族史的人群恶性肿瘤的发生率会增加，于是她下定决心要做一次早癌筛查。

2019 年 2 月 19 日，冉女士来到北京大学肿瘤医院做了一个全面检查，其中胸部低剂量螺旋 CT 结果让她震惊了：左肺下叶后基底段见含气不规则空洞样变，大小约 21×16mm，洞壁厚壁不均匀可见强化，外缘毛刺，可见索条影牵拉胸膜；右肺尖多发斑点索条影。医生诊断：左肺下叶空洞样变，考虑肺癌可能。右肺尖陈旧肺结核。这下她几乎确定自己真的得了肺癌，立刻来到北京大学肿瘤医院胸外科门诊就诊，完善了分期检查。

非常幸运的是，冉女士除了肺上的病灶，全身其他部位没有任何转移。胸外科医生建议她立刻接受手术治疗。2019 年 4 月 2 日，她接受了左肺下叶切除术，手术过程很顺利。手术结束了，恢复很好，但是冉女士却更加惴惴不安。听说术后都要进行化疗，她一想到电视剧、电影里接受化疗的患者呕吐、虚弱、头发掉光的那一幕幕，就彻夜难眠。

术后病理显示：肺腺癌，以腺泡状生长方式为主，送检肿物最大直径2.3cm。未侵及脏层胸膜，未见脉管内癌栓，支气管断端及血管断端未见癌。淋巴结未见癌转移（0/12）。医生说，她非常幸运，不仅分期很早，且术后病理显示没有任何术后复发的高危因素，这种情况术后不需要接受任何治疗，只需要定期复查就可以。

冉女士一颗忐忑不安的心终于放下了。

但是冉女士还是没有完全放下心来。如果术后复发怎么办呢？2019年8月12日，忐忑不安的她完成了第一次复查。CT结果显示，左肺下叶切除术后改变，右肺上叶少许陈旧病灶，没有复发。她的心稍微安稳了下来。2019年12月23日，她又进行了第二次复查。CT结果显示，左肺下叶切除术后改变，右肺上叶少许陈旧病灶。这次，她长长地舒了一口气，重新开始了正常的工作、生活。2020年6月再次复查CT时，她已经不再那么紧张。CT结果显示左肺下叶术后改变同前，右肺上叶陈旧病灶同前。这时她彻底放下心来，因为医生也告诉她，IA期的患者术后5年生存率可在70%以上，虽然仍然有复发的可能，但对于这种分期的患者，术后大部分基本达到了治愈的程度，未来迎接她的仍然是美好的生活。

冉女士深深地感到庆幸，也许就是这一个小小的胸部CT就挽救了她的后半生……

冉女士和老姜虽然都是肺癌，但是冉女士却幸运得多，因为她通过早期筛查发现肺癌时为IA期，预后比老姜要好得太多太多。

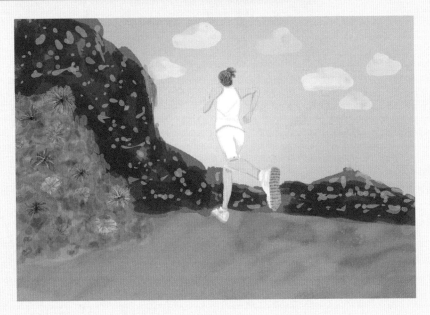

早早期症状

可以没有任何症状

查出来是早期，大不一样

肺癌如果早发现早治疗，人少受罪，钱包也少受罪，预后还好。见表 1-1。

表1-1　各期肺癌相关情况对比

		早期肺癌	局部晚期/晚期肺癌
临床表现		肺癌早期一般无明显症状。通过早癌筛查出来的早期肺癌患者可以没有任何症状	刺激性干咳、痰中带血、胸痛、胸闷气短、声音嘶哑、吞咽困难；面颈部水肿、持续剧烈的胸痛； 低钠血症； 多发性肌炎、皮肌炎状指、肺性肥大型骨关节病； 男性乳房发育；满月脸、水牛背和皮肤紫纹； 高钙血症； 下肢水肿、肌肉萎缩、肌无力、肢体运动不协调、感觉异常等
治疗原则	非小细胞肺癌	根治性手术，术后根据具体情况决定是否化疗	手术、化疗、放疗、靶向治疗、免疫治疗
	小细胞肺癌	同步放化疗，以及部分 I - II A 期小细胞肺癌患者可考虑手术治疗，术后须化疗或联合放疗	药物治疗，化疗联合免疫治疗
住院时间	非小细胞肺癌	无须术后辅助化疗的患者仅需手术时住院一次，时间为 1 周左右。如需术后辅助化疗，每 21 天住院 1 次，共住院 4 次，每次住院 1～3 天	III 期非小细胞肺癌同步放化疗的患者一般需连续放疗 6 周，在此期间化疗 2 次。放化疗后最佳治疗是每 2 周接受 1 次免疫治疗，每次住院 1 天，总共治疗时间为 1 年 IV 期患者需接受长期的治疗

名词解释
靶向治疗是指在细胞分子水平上，针对已经明确的靶点的治疗方法。

名词解释
免疫治疗是指激活人体免疫系统，依靠自身免疫功能杀灭肿瘤的一种方法。

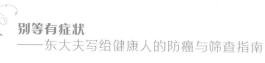

续表

		早期肺癌	局部晚期/晚期肺癌
住院时间	小细胞肺癌	同步放化疗的患者一般需化疗4～6个周期，每次住院3～5天。在此期间需接受6周放疗。同步放化疗后需要预防性脑放疗的患者需接受放疗2周	广泛期患者需接受长期的治疗
预后	非小细胞肺癌	IA期根治术后患者5年生存率可达75%。IB期为71%，ⅡA期为58%，ⅡB期为49%	Ⅲ期无法手术切除者5年生存率为15%～30%（同步放化疗后联合免疫维持治疗可以显著延长患者的生存期，可将2年生存率从55%延长到66%） Ⅳ期患者单纯的化疗中位生存期为8～10个月（近些年随着靶向治疗及免疫治疗的进展，患者的生存期有很大提高，根据患者的基因突变状态及免疫相关指标患者生存期差别很大）
	小细胞肺癌	局限期小细胞肺癌患者接受同步放化疗2年总生存期为50%左右	化疗联合免疫治疗中位总生存期从10.3个月延长到13个月

名词解释

中位生存期是指用药后有50%的患者仍然健在的时间长度

认识肺癌

肺癌常见吗

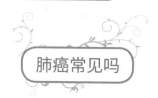

我国肺癌发病率整体居恶性肿瘤首位（57.13/10万），在男性中居首位

（74.31/10 万），女性中居第 2 位（39.08/10 万）。无论男女，病死率均居恶
性肿瘤之首，平均 5 年生存率仅为 19.7%。肺癌可分为非小细胞肺癌和小
细胞肺癌，非小细胞肺癌约占 80% 以上，小细胞肺癌占 15%～17%。

肺癌的分类

肺癌分为非小细胞肺癌和小细胞肺癌。非小细胞肺癌主要包括腺癌、
鳞状细胞癌、大细胞癌、腺鳞癌等。见图 1-1。

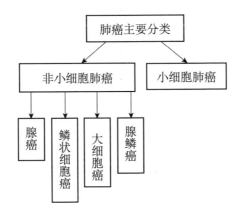

图1-1　肺癌的分类

肺癌的分期

目前，肺癌采用第 8 版 TNM 分期。T 分期指原发肿瘤分期；N 分期
指区域淋巴结分期；M 分期指远处转移分期。

一般来说，肿瘤不太大，而且淋巴和身体别的地方没有转移的，分期

都比较早，反之则较晚。具体分期要看 TNM 的组合是怎样，如 $T_1N_0M_0$ 意思就是早期，$T_3N_4M_1$ 则分期较晚。

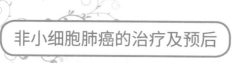

非小细胞肺癌的治疗及预后

非小细胞肺癌需根据患者的分期、身体状况、基因检测情况等因素采取不同的治疗策略。Ⅰ期适合手术切除的非小细胞肺癌患者，可做肺叶切除术，大多数术后无须辅助化疗。Ⅰ期根治术后，患者 5 年生存率可达 70% 以上。对于Ⅱ期适合手术切除的患者建议根治性手术，术后建议辅助化疗。Ⅲ期患者可采取包括手术、化疗、放疗、靶向治疗、免疫治疗在内的综合治疗策略。

一项覆盖 1 867 例接受手术的Ⅰ-Ⅲ期非小细胞肺癌患者的研究结果显示，接受手术联合术后辅助化疗治疗策略患者的 5 年生存率为 44.5%。Ⅲ期无法手术切除的非小细胞肺癌的标准治疗是同步放化疗，5 年生存率为 15%～30%。

Ⅳ期非小细胞肺癌患者治疗的主要手段是药物治疗，包括化疗（或化疗联合抗血管生成治疗），靶向治疗及免疫治疗。接受单纯的化疗的患者中位生存期为 8～10 个月。化疗联合抗血管靶向药物贝伐珠单抗的，可将总生存期延长至超过 1 年。

免疫治疗是肺癌治疗的最新进展，对于 PDL1 表达 ≥ 50% 的患者，根据指南可以单用免疫治疗药物帕博利珠单抗治疗。目前，最强的方案：化疗联合靶向治疗联合免疫治疗，与化疗联合靶向治疗相比，可以将无进展生存期从 6.8 个月延长到 8.3 个月，总生存期从 14.2 个月延长到 19.2 个月。

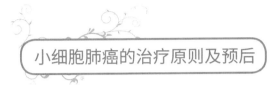

小细胞肺癌的治疗原则及预后

小细胞肺癌患者根据局限期或广泛期可采取不同的治疗策略。同步放化疗是局限期小细胞肺癌最主要的治疗手段。局限期小细胞肺癌患者接受同步放化疗，2 年总生存期为 50% 左右。药物治疗是广泛期小细胞肺癌患者最主要的治疗手段，化疗联合免疫治疗是广泛期小细胞肺癌目前最好的治疗手段，可以将无进展生存期从 4.2 个月延长到 5.2 个月，总生存期从 10.3 个月延长到 13 个月。Ⅰ期，甚至某些ⅡA 期的小细胞肺癌患者可能从手术中获益，根据目前的数据，小细胞肺癌患者手术治疗后 5 年生存率为 27%～73%。

认识肺癌筛查

对于肺癌来讲，患者生存期超过 5 年我们就认为达到了临床治愈。从上文可以看出，无论是非小细胞肺癌还是小细胞肺癌，早期发现并进行根治性治疗可以使相当一部分患者达到临床治愈，而如果患者的分期为晚期，即使应用全球最先进的治疗手段，治疗的目的也是只能尽量延长患者的生存期。因此，肺癌早期筛查在肺癌的诊治中起着至关重要的作用。

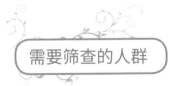

需要筛查的人群

NCCN 指南根据肺癌危险因素将人员分为以下几类人群。见表 1-2。

名词解释

COPD 即慢性阻塞性肺疾病。可表现为慢性气管炎和（或）肺气肿，可进一步发展为肺心病和呼吸衰竭的常见慢性疾病。

名词解释

包年指每天吸烟多少包乘以持续多少年，例如20 包年指每天 1 包持续 20 年或每天 2 包持续 10 年。

表1-2　具有肺癌危险因素的人群

危险因素	有环境或高危职业暴露史（如石棉、铍、铀、氡等接触者）；既往罹患恶性肿瘤或有肺癌家族史者，尤其一级亲属家族史；合并 COPD、弥漫性肺纤维化或既往有肺结核病史者
高危人群	满足以下任意一条： （1）年龄 55～77 岁，吸烟≥30 包年，戒烟时间＜15 年。 （2）年龄≥50 岁，吸烟≥20 包年，至少有一条危险因素（不包括吸二手烟）
中危人群	年龄≥50 岁，吸烟≥20 包年或吸二手烟，无危险因素
低危人群	年龄＜50 岁和 / 或吸烟＜20 包年

2020 年，从事肺癌筛查与管理的中国专家建议将我国肺癌高危人群定义为年龄≥ 40 岁且具有以下任一危险因素者。

①吸烟≥ 400 年支（或 20 包年），或曾经吸烟≥ 400 年支（或 20 包年），戒烟时间＜15 年。

②有环境暴露史或从事高危职业（如石棉、铍、铀、氡等接触者）。

③合并 COPD、弥漫性肺纤维化或既往有肺结核病史者。

④既往罹患恶性肿瘤或有肺癌家族史者（尤其一级亲属）。

此外，还需考虑被动吸烟、烹饪油烟以及空气污染等因素。

筛查方法

肺癌筛查方法总的来说有以下几种。如图 1-2 所示。

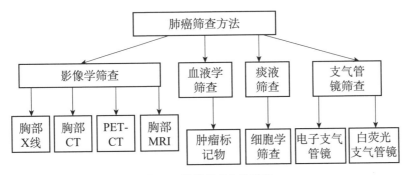

图1-2 肺癌筛查方法概览

❶ 影像学

影像学筛查方法主要有四种，优缺点各不相同。如表 1-3 所示。

表1-3 肺癌各影像学筛查方式对比

检查方法	优点	缺点
胸部X射线	能够提高肺癌的检出率；价钱便宜，辐射低，快捷，大多数医院可以开展	对于直径＜5mm 的病变检出率较低（不足 2cm 的肺内结节检出率也明显低于胸部 CT）。不推荐 X 射线胸片用于肺癌的筛查
胸部CT	低剂量 CT 更适合无症状健康人群的早期肺癌筛查，并已被证实是目前唯一能够降低肺癌死亡率的影像学检查方法	价钱高于胸部 X 射线。另外，假阳性结节的检出是低剂量 CT 筛查亟须解决的重要问题，需要其他筛查手段加以补充
PET-CT	对于直径＞8 mm 的实性肺结节，或部分实性结节中实性成分直径超过 8mm 的，推荐用 PET-CT 扫描区分良恶性；对于直径＞8 mm 的不能定性的部分实性肺结节，建议除常规扫描外，加做延迟扫描	价钱昂贵，且仅在部分三甲医院能够开展。对于胸部低剂量 CT 提示直径≤ 8 mm 的纯磨玻璃结节，一般不推荐应用。不推荐 PET-CT 作为常规肺癌初筛手段，仅在胸部 CT 结果异常及有特殊要求的患者中应用
MRI	对于肺结节直径＞5 mm 的实性结节且难以接受放射性检查的患者，MRI 可作为 CT 或 PET-CT 的替代检查手段	价格较贵，多在三甲医院开展。不推荐 MRI 作为常规肺癌初筛手段

名词解释

延迟扫描:指PET-CT检查后，过几十分钟再进行第二次扫描，为了鉴别疾病的良恶性。

❷ 血液学筛查

目前的血液学筛查手段主要为肿瘤标记物检测。

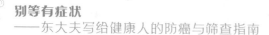
胃泌素释放肽前体（ProGRP），可作为小细胞肺癌诊断和鉴别的首选标记物；

神经元特异性烯醇化酶（NSE），用于小细胞肺癌的诊断和治疗反应监测；

癌胚抗原（CEA），主要用于判断肺腺癌复发、预后以及肺癌治疗过程中的疗效观察；

细胞角蛋白 19 片段（CYFRA21-1），对肺鳞癌诊断有参考意义；

鳞状细胞癌抗原（SCCA），对肺鳞癌疗效监测和预后判断有一定价值。

肿瘤标记物通常只能有效检测肺癌晚期患者，而在早期肺癌诊断中，阳性率较低，应用时需要斟酌其利弊。

❸ 支气管镜筛查

① 电子支气管镜

对长期大量吸烟的中央型鳞癌高危人群，特别是影像学检查阴性但反复血痰的患者，电子支气管镜具有重要意义。三甲医院及部分二甲医院可以进行电子支气管镜检查。常规的电子支气管镜检查需花费 400～500 元。电子支气管镜加活检病理检查总共 600～700 元。如果做经支气管镜淋巴结活检术需花费 2 000 元以上。

② 自荧光支气管镜（AFB）

自荧光支气管镜检查对于早期中央型肺癌，特别是 CT 难以显示的支气管腔内小病灶的判断优势明显。因为常规白光支气管镜难以发现一些黏膜和黏膜下早期病变。对于痰液发现恶性细胞而白光支气管镜检查未看到病变的患者，需要自荧光支气管镜检查。自荧光支气管镜价格昂贵，仅在部分三甲医院开展，不同中心价格不一。

❹ 痰液筛查

痰液细胞学检查是肺癌诊断中较为便捷、经济的方法，且因患者易接受、特异性较高等优势而经常应用于肺癌的筛查。痰液检查仍存在一定的局限性，因此只能对肺癌诊断起提示作用，不能作为主要筛查手段。建议将痰液检查与其他方法联合使用，可提高阳性诊断率。

对于肺癌高危人群，建议行低剂量螺旋 CT(LDCT) 检查。对高风险人群进行肺癌筛查，不推荐对中低危人群进行筛查。推荐筛查周期每年 1 次。建议尽可能使用 16 层或以上多层螺旋 CT 进行肺癌筛查。扫描范围为肺尖至肋膈角水平（范围包括整个胸部）。不推荐将 PET-CT 作为人群肺癌筛查的方法。肿瘤标记物、支气管镜、痰液细胞学等检查不作为常规筛查手段，可根据具体情况酌情用作辅助筛查方法。

名词解释
16 层或以上多层螺旋 CT 意为把螺旋 CT 原有的 1 排探测器增大到 16 排，曝光一次同时采集 16 层图像，可降低患者受照射的 X 射线剂量，进行薄层扫描。

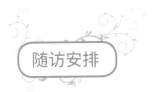

随访安排

根据病灶具体情况（形态、大小、边界等特征），建议年度复查或配合其他影像学手段进一步检查，或去专科医院咨询具体下一步诊疗方案。

① 实性结节随访

对于直径大于 8mm 的实性肺结节，建议在发现后 3~6 个月，9~12 个月，18~24 个月分别进行低剂量薄层 CT 复查。在刚发现时如果结节影像学显示恶性程度高，可行 PET-CT 检查，如果 PET-CT 显示结节高代谢，建议非手术活检或咨询手术切除。在定期的复查中如果发现结节增长，建议非手术活检或手术切除。处理方法可参考图 1-3。

对于无肺癌危险因素的患者，当实性结节直径为 6~8mm 时，建议在发现后 6~12 个月、18~24 个月进行低剂量薄层 CT 复查；当实性结节直径为 4~6mm 时，建议在发现后 12 个月进行低剂量薄层 CT 复查；当结节直径 ≤4mm 时可选择性进行随访。对于有肺癌危险因素的患者，当实性结节直径为 6~8mm 时，建议在发现后 3~6 个月、9~12 个月进行低剂量薄层 CT 复查；

名词解释
实性结节：指肺内圆形或者类圆形密度增高影，密度高于其内部的血管影和支气管影。

当实性结节直径为4~6mm时，建议在发现后6~12个月、18~24个月行低剂量薄层CT复查；当结节直径≤4mm时，在发现12个月后进行随访。见图1-4。

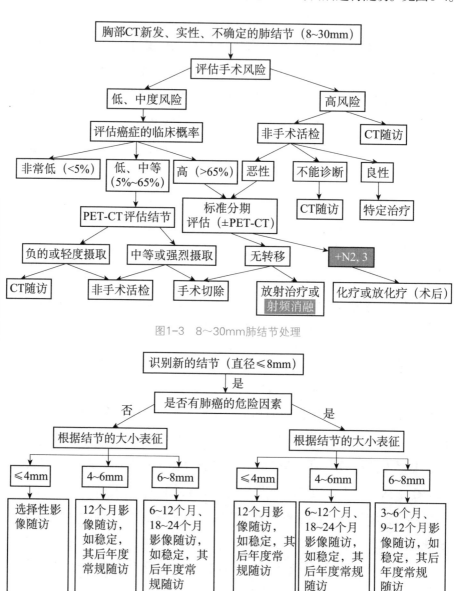

图1-3　8~30mm肺结节处理

图1-4　≤8mm肺结节随访

❷ 亚实性结节随访

对于直径 ≤ 5mm 的孤立性纯磨玻璃结节，建议 6 个月后行低剂量薄层 CT 复查，如果无明显变化，随后行年度低剂量薄层 CT 复查；对于直径 > 5mm 的孤立性纯磨玻璃结节，建议 3 个月后行低剂量薄层 CT 复查，如果无明显变化，随后行年度低剂量薄层 CT 复查；如直径 > 10mm，建议行非手术活检或手术切除；对于直径 ≤ 8mm 的孤立性部分实性结节，建议 3、6、12 个月后行低剂量薄层 CT 复查，如果无明显变化，随后行年度低剂量薄层 CT 复查；对于直径 > 8mm 的孤立性部分实性结节，建议 3 个月后行低剂量薄层 CT 复查，如果结节持续存在，建议行 PET-CT、非手术活检或手术切除；实性成分 ≤ 8mm 的部分实性结节不推荐行 PET-CT 检查；对于孤立性部分实性结节，如果在复查期间实性成分增多或结节增多，建议手术切除。见表 1-4。

表1-4　亚实性肺结节的临床管理流程

结节类型	处理推荐方案	注意事项
孤立性纯磨玻璃结节		
≤ 5mm	6 个月影像随访，随后行胸部 CT 年度随访	1mm 连续薄层扫描确认为纯磨玻璃结节，如直径 > 10mm，需考虑非手术活检和（或）手术切除
> 5mm	3 个月影像随访，如果无变化，则年度常规随访	
孤立性部分实性结节		
≤ 8mm	3、6、12个月和24个月影像随访，无变化者随后转为常规年度检查。	随访期间结节增大或实性成分增多，通常提示为恶性，需考虑手术切除
> 8mm	3 个月影像随访，若结节持续存在，随后建议使用 PET-CT、非手术活检和（或）手术切除进一步评估	实性成分 ≤ 8mm 的混杂性病灶不推荐 PET-CT 评估

筛查结论怎么看

若检出肺内结节，应根据结节的不同特征及具体情况进行 LDCT 复查。应关注结节的数量（孤立性、多发性）、直径（微小结节、小结节、肺结节）、密度（磨玻璃、亚实性、实性结节）。见图 1-5。

良恶性的鉴别可以从以下几方面判断。

❶病灶大小

临床上通常将肺结节定义为直径≤3cm 的病灶，在此阶段良恶性都有可能。结节直径<8mm 的孤立性肺结节恶性病变率<5%；直径 8～20mm 的孤立性肺结节恶性病变占 15%；直径>20mm 的结节恶性病变率可能达到 75%。

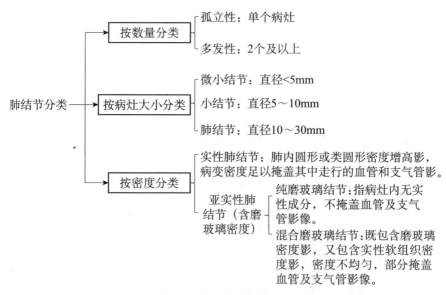

图1-5 肺内结节的关注点

❷ 钙化

大多数情况下，良性病变多表现为弥漫性、中心性、层叠性和爆米花样的钙化，主要见于肉芽肿性疾病和错构瘤。

❸ 脂肪密度

大多数情况下含脂肪密度的结节多为良性。

❹ 生长速度

一般认为 2 年以上没有大小变化的结节几乎都是良性病变。

❺ 结节形态

不规则、多角形、三角形结节，良性可能性更大，而块状结节恶性可能性更大。

❻ 结节边缘

结节边缘表现为"毛刺征"，恶性病变可能性大；结节边缘呈分叶或扇形，需要进一步评估；结节边缘光滑，良性病变可能性大。

❼ CT 值

如果胸部增强 CT 肺小结节 **CT 值**小于 15HU，倾向于良性结节。

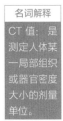

名词解释
CT 值：是测定人体某一局部组织或器官密度大小的剂量单位。

❽ 空气支气管征

空气支气管征表现为结节内部出现透亮区。空气支气管征常出现于肺恶性结节中，最常见于支气管肺泡癌和腺癌。

❾ 结节密度

根据结节不同的密度可将结节分为实性结节、磨玻璃样结节和部分实性结节。磨玻璃样结节在 CT 上表现为密度轻度增加，形似磨玻璃的结节。部分实性结节恶性病变可能性最大，实性结节恶性病变可能性最小。

预防肺癌

为了预防肺癌，我们可以从以下几个角度着手。

①不吸烟或戒烟；

②工作在危险环境中有暴露可能的，应做好防护措施。

③注意避免室内空气污染，如被动吸烟、明火燃煤取暖、油烟等。

④大气严重污染时，避免外出和锻炼。

⑤有呼吸系统疾病者要及时规范地进行治疗。

辟谣与真相

确诊肺癌等于判了死刑

很多人认为肺癌是不治之症，得了肺癌就等于判了死刑。其实并不尽然。不同分期的患者预后差距很大。晚期患者大概率是不能治愈的，治疗的目的是延长生存期，而对于早期患者，手术治疗可以给患者根治的机会。比如，像冉女士一样的Ⅰ期患者，接受根治性手术后，5年生存期可以达到70%以上。

吸烟会增加肺癌发生率

有些吸烟人士经常会认为吸烟也不一定得肺癌，不吸烟可能也会得肺癌，因此吸烟与是否得肺癌关系不大，而且经常会认为自己吸了很多年烟已经戒不了了。这种想法是非常错误的，吸烟者发生肺癌的风险是不吸烟者的 20 倍。因此吸烟或者既往吸烟都被认为是发生肺癌的高危因素，而戒烟可以明显降低肺癌的发生率，但是吸烟人士即使戒烟后肺癌的发生风险也会比从不吸烟的人高。所以大家最好不要吸烟，吸烟的人士建议尽早戒烟。

吸二手烟会增加肺癌发生率

很多人都在问吸二手烟是否会增加肺癌的发生率。据流行病学调查，吸二手烟与不吸烟人群比较，肺癌的发生率的确会增加。一项纳入 37 项研究的荟萃分析结果显示，吸二手烟人群的肺癌发生率是不吸烟人群的 1.24 倍。另一项纳入 25 项研究的荟萃分析结果显示，吸二手烟人群的肺癌发生率是不吸烟人群的 1.22 倍。但因为二手烟并未显著增加患肺癌的风险，所以并没有足够的证据认为吸二手烟是发生肺癌的危险因素。

名词解释
荟萃分析把已有的研究成果拿来汇总、分类，提取数据得出相应的结果。

发现肺结节一定要手术

对于直径大于 8mm 的实性肺结节，在刚发现时如果影像学显示恶性程度高，可行 PET-CT 检查，如果 PET-CT 显示结节高代谢，建议非手术活检或手术切除。在定期的复查中如果发现结节增大，建议行非手术活检或手术切除。

对于直径＞10mm 孤立性纯磨玻璃结节，建议行非手术活检或手术切除。

名词解释
高代谢：指显影剂被注入体内以后会在肿瘤病灶聚集，通过 PET-CT 显像出来后的一种表现。

对于直径＞8mm 的孤立性部分实性结节，建议 3 个月后行低剂量薄层 CT 复查。如果结节持续存在，建议行 PET-CT、非手术活检或手术切除。

实性成分≤8mm 的部分实性结节不推荐进行 PET-CT 检查。对于孤立性部分实性结节如果在复查期间实性成分增多或结节增多，建议手术切除。

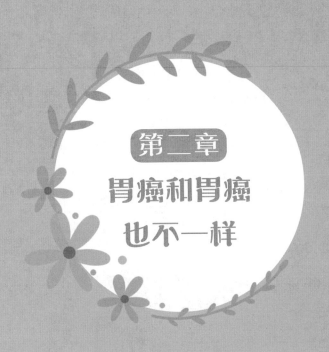

第二章

胃癌和胃癌

也不一样

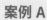
案例 A

本应打破的"家庭诅咒"

现在很多患者和家属说"没人告诉过我癌症有遗传性和家族聚集发病的风险"。

这事有些冤枉医生们。至少在5年前,当遇到有明显家族倾向的患者时,如果医生提醒家属做早癌筛查,会遭到白眼,大有"诅咒"的意思在里面,大多数家属不爱听,也不会理会,甚至会给医生脸色看。

10年前一位年仅42岁的山东籍胃癌患者找到我,确诊时所幸他分期并不太晚,我给他做了1年的辅助化疗。因为他太年轻了,祖籍又是胃癌高发区,所以我当时就询问了他的家族史,得知他有5个兄弟姐妹,他是最小的,就让他提醒哥哥姐姐们查体,做一下早癌筛查。他当时很客气地说好,但实

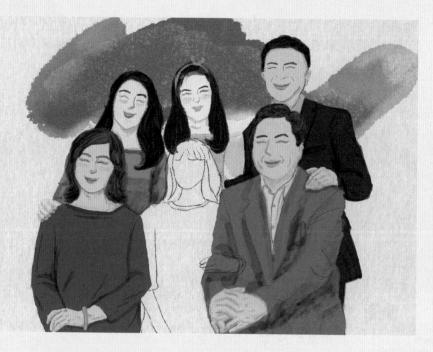

际上什么也没有做。不幸的是，1年后他用轮椅推着他身患晚期肺癌的大哥来到我面前。尽管我们医院的肺癌专家努力地挽救他大哥，但因为太晚期，仅仅生存了一年，他大哥还是在 58 岁时离世。

我再次提醒他让家人查体。这次他提醒了哥哥姐姐，但哥哥姐姐们还是不认真对待。又过了1年，二哥患结直肠癌晚期，好在经过医生的努力保住了性命。这时候他们的家人才真的重视起来，两个姐姐定期做癌筛，结肠息肉、宫颈炎性改变积极干预，直到今天都没有再发生晚期癌症。

这位现在 50 多岁的胃癌患者可"听话"了，一直在密切随诊中，每年按时做检查，愉快地生活着，尽管没有人可以保证他今后不再患癌，但至少可以及时发现。

这么多年，我常对患者说的一句话是"一人患癌警醒全家"。如果当年他能够让他大哥做检查，就可以提前1年发现肺癌，绝对能为生命赢得时间，悲剧也不会发生！

案例 B

听医一席话

10 多年前的一天，一位内蒙古鄂尔多斯的年轻人带着身患胃癌的父亲来到我门诊。这位年仅 67 岁的胃癌患者刚刚做完胃癌根治术，术后病理提示他应该做术后辅助化疗，历时要 1 年多。在治疗期间与这位患者的儿子渐渐熟悉的我，了解到他是个生意人，几乎天天有应酬，喝大酒是必须的"工作流程"。我"威胁"他一定要戒酒戒烟，并且立刻就要做胃镜检查。他表面虽不说什么，但心里很不服。在很快到来的春节前他应酬增多，连续几天喝大酒下来他的胃不舒服了，问我怎么办。我再次警告他赶快做胃镜。这次他可能是真不舒服了，就在当地做了胃镜。结果显示胃炎很严重，在胃底还发现了一处病变，病理证实是胃腺癌。这下，他急匆匆来到北京，做了胃镜下胃癌切除（ESD 手术）。非常幸运，这是早癌，否则后果不堪设想。到此，他真的"服了"我们，也戒掉了烟酒，逢人就说我是他的救命恩人，我也觉得我真的救了他。后来他一直按我们的要求定期检查，现在 10 多年了，一直健康快乐地生活着。

说他是幸运的，是因为他发现得及时，分期较早，这样的早癌治愈率基本是 100%，对于在我国如此高发的胃癌，早癌筛查的意义重大而深远。

还有一位年仅 36 岁的男士，他的岳母胃癌晚期在我们这里治疗。其间他对我说："张大夫，我的胃有时和我岳母症状一样。"他是做生意的，几乎天天与朋友吃饭喝大酒。我建议他尽快做一下胃镜，但他不以为意，又耗了 2 个月。一天，他说喝大酒后胃很难受，前一天晚上还呕吐了。我当即"强迫"他做胃镜，在做胃镜时他还要不停地拔出镜子，直到我看到他幽门处明显的胃癌，我和助手不由自主地"哟"了一声，他也听到了，也感觉到了问题的严重性，立即不动了。待我取完病理结束胃镜检查，出来和他妻子谈话时，他妻子当即晕了过去。可以理解，母亲胃癌还在治疗，丈夫又患胃癌。幸运的是他的胃癌分期还不晚，我们立即安排了手术，并且做了辅助化疗，现在事过 15 年，他仍然健康地生活着，但如果当初他不听医生的建议执意不做胃镜，后果将不堪设想。

　　希望今后越来越多的人能主动做胃镜筛查胃癌，而不是等出现症状再到医院进行检查。

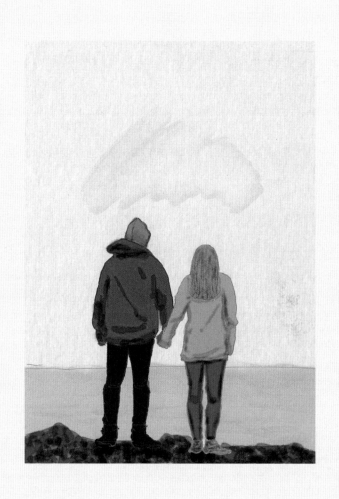

早早期症状

可以没有任何症状

查出来是早期，大不一样

各种癌的早癌表现和定义不尽相同。以胃癌为例，什么是胃早癌呢？胃壁有好几层，起源于胃黏膜，或癌细胞刚刚出现在黏膜和黏膜下时，称为早癌。见图2-1。

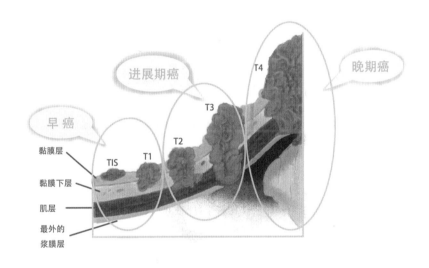

图2-1　胃癌不同分期的侵犯深度

胃癌在早期阶段是没有任何症状的，相反，慢性胃炎却有很多不适感，例如胃痛、反酸、打嗝儿、胀气等。

由于胃癌早期没有症状，唯一的检查方法就是胃镜检查，因此要不是主动做胃镜，很难发现胃早癌。一旦出现贫血、消瘦等症状，基本都是晚期和局部进展期胃癌，治愈的概率较早癌下降很多，并且治疗的费用要高很多。

早期胃癌的治愈率很高，高达90%以上。这就意味着基本可以完全治愈。胃癌随着分期的不同，治愈率也相差很多。

胃癌根据确诊后的临床检查分为不同分期，从Ⅰ期到Ⅳ期，Ⅳ期是最晚的分期。医学界将患癌后经过治疗，5年不复发称为临床治愈。如图2-2所示，Ⅰ期术后5年生存率在90%以上，但到Ⅲ期就仅有40%以下了。因此胃癌的早期诊断至关重要。

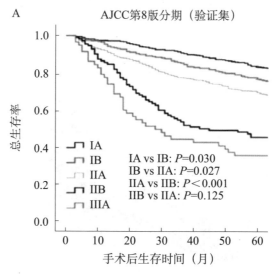

图2-2　不同分期胃癌术后的5年生存曲线

　　早期胃癌筛查不但可以阻断胃癌发展成为晚期，挽救患者的生命，也是最经济的。近年来，在北京三甲医院做一个胃镜检查的费用在几百元到两三千元，（麻醉无痛胃镜两三千元），发现早癌可以做胃镜下黏膜切除，花费也是几千元到万元。但是一个晚期胃癌，如果将生存期延续到1年，少则需要几十万元，多则百万元，还会给患者和家庭带来很大的痛苦和精神上的折磨。我刚刚来到肿瘤医院工作时，每年全院胃早癌诊治率不足10%，而随着社会经济水平的提高和大家健康意识的提高，积极主动做胃镜的人多了。现在北京大学肿瘤医院胃早癌诊治率已达到20%以上，但这还是远远不够，晚期胃癌还是占60%～70%。

认识胃癌

胃癌常见吗

可以说胃癌是为亚洲人"设计"的一个疾病。70%以上的胃癌患者在亚洲国家，如见表2-1。以往认为胃癌的高发病率和"穷"有关，高盐饮食和食用大量腌制食品被认为是"罪魁祸首"，但随着人们生活水平的提高，胃癌发病率并没有显著降低。日本的胃癌发病率比中国还高，但日本的胃癌死亡率却比中国低，见表2-2。日本的经济水平和国民的生活水平已经很高了，显然打破了胃癌是"穷病"的理论，到目前为止，胃癌还是被定义为多因素致病，与基因和生活习惯都有关系。随着分子生物学研究的进步，目前发现了一些与胃癌遗传相关的基因，大部分胃癌找不到明确的遗传因素和导致胃癌发生的启动基因，但在我国胃癌高发地区家族多人发病或聚集发生的现象明显，解开胃癌发生机制之谜还是难题。

表2-1　世界范围内胃癌的发病率、死亡率和患病率

	总发生率（以1000为单位）	发病率每10万人口	总死亡率（以1000为单位）	死亡率每10万人口	5年患病率（以1000为单位）	患病率
世界	988	14.0	737	10.3	1598	5.5%
亚洲	727	18.5	530	13.4	1216	10.4%
欧洲	145	10.3	116	7.9	201	2.4%
北美洲	24	4.2	12	2.1	37	0.8%
非洲	22	4.0	21	3.8	30	2.1%

表2-2　部分亚洲国家的胃癌发病率、死亡率和患病率

国家	每10万人口发病率	每10万人口死亡率	患病率
中国	29.9	22.3	5.6%
日本	31.1	13.5	18.1%
韩国	12.1	9.8	7.0%
印度尼西亚	9.4	8.8	4.8%
马来西亚	8.4	7.4	3.3%
泰国	3.5	2.5	1.5%
印度	3.8	3.6	1.5%
孟加拉国	5.2	5.0	2.8%
巴基斯坦	6.3	5.9	3.0%
伊朗	15.6	14.1	8.8%
伊拉克	3.6	3.5	1.9%
约旦	4.8	4.5	2.2%
沙特阿拉伯	3.3	3.0	2.0%
以色列	8.6	4.7	2.4%

在亚洲，上消化道癌发病率高于欧美，例如，胃癌和食管癌，但欧美的肠癌、乳腺癌、前列腺癌发病率高于亚洲。因此某一个国家和地区的疾病发病率高不可怕，可怕的是死亡率高！胃癌在我国就是这样一个可怕的疾病，发病率高，死亡率更高。

根据2014年的全国统计数据，全国新确诊胃癌病例410 400例，占全部癌症发病的11%，发病率为30.00/10万，男性胃癌发病率远高于女性，中标发病率是女性的2.4倍。2014年，全国死于胃癌的病例数为293 800，死亡率为21.48/10万，无论发病率还是死亡率，农村地区均高于城市。

北京大学肿瘤医院在山东胃癌高发区进行流行病调查和大面积的人群干预40多年，改变当地居民的生活习惯、补充多种维生素、药物清除螺旋杆菌等，虽然胃癌在该地区仍然是高发疾病，但死亡率却较过去有所下

名词解释
中标发病率：用中国人口年龄结构构成作为标准进行标记后得到的率。

降。这与治疗及时有关，但更直接的因素是胃镜普查使得发现的胃癌分期都比较早。

常听人说："我啥症状都没有，为啥要检查？""我身体一贯很好，60多年没有去过医院，怎么一下就患晚期癌了？"传统观念里，我们总是希望"长生不老"，没人愿意谈论疾病，更缺乏死亡教育。随着人们生活水平的提高，越来越多的百姓开始注重健康，但是怎么关注自己的健康却没有多少人知道。很多人以为关注健康就是关注"养生"，很多人笃信的"健康知识"充斥着很多来路不明的偏方、"养生之道"，甚至忌讳定期检查身体，做早癌筛查对他们来说更是避之不及。

这些都不可取。降低胃癌死亡率是我们要重点关注的，而最有效的方法就是做胃镜下的早癌筛查。

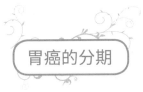

胃癌的分期

目前采用 UICC/AJCC 第 8 版 TNM 分期。T 分期指原发肿瘤分期；N 分期指区域淋巴结分期；M 分期指远处转移分期。

通常，当癌组织局限于黏膜内及黏膜下层时，为早期胃癌；当癌组织侵犯胃壁固有肌层或以上时，称为进展期胃癌；当出现远处转移，即 M1 时，则为晚期胃癌。

不恐惧，所有分期都有办法

中晚期胃癌的治疗包括放射治疗、化疗、免疫治疗、姑息支持治疗等多种治疗手段。尽管治愈率不及早期胃癌，但中晚期也并不意味着消极放弃。随着医疗技术的不断发展，越来越多的抗肿瘤新技术、新药获批上市，中晚期胃癌患者的生活质量和生存时间也在不断地提高和延长。

胃癌应依据临床分期和患者的具体情况进行治疗选择。

对于有根治性手术切除机会的患者，根据患者具体情况决定合适的手术方式及是否需要联合其他治疗手段。对于早期胃癌，首选内镜治疗，即内镜下黏膜切除术（EMR）和内镜下黏膜下层切除术（ESD）。对于不适合内镜治疗的患者，可选择开腹手术或腹腔镜手术。对于非食管胃结合部的进展期胃癌，建议根治性手术切除联合术后辅助化疗，对于分期较晚（临床分期Ⅲ期或以上）者，可选择围手术期（手术前＋手术后）化疗模式。对于进展期食管胃结合部癌，可选择新辅助（手术前）放化疗。所有术后患者需定期复查随访。此外，如果因为患者自身原因（例如严重贫血、营养不良或合并其他严重疾病不能耐受手术）不适合手术或者不愿接受手术治疗，放化疗也可作为一种治疗选择，但建议在肿瘤专业医生指导下选择制定最佳治疗策略。

对于无手术根治机会或已有远处转移的晚期胃癌患者，建议采取以全身药物治疗为主的综合治疗。多学科综合治疗对于胃癌患者十分重要。例如，在全身药物治疗的基础上，在合适的时机，联合姑息手术、放射治疗、射频消融、腹腔灌注或动脉灌注栓塞治疗等局部治疗手段，以及止痛、营养等对症支持治疗，有助于延长患者的生存期和改善生活质量。

胃是重要的消化器官，胃癌的存在直接影响患者的营养摄入，同时可能引起大出血、消化道梗阻或穿孔、胆管梗阻等各种并发症。因此，在整个抗肿瘤治疗的过程中，医生会特别关注患者营养状况的维持，以及并发症的积极预防和及时处理，尽量提高患者的生活质量。

目前针对胃癌的药物治疗主要包括化疗、分子靶向治疗和免疫治疗。

晚期胃癌治疗主要的化疗药物包括氟尿嘧啶类（例如：卡培他滨、替吉奥）、铂类（例如：奥沙利铂、顺铂）、紫杉类（例如：紫杉醇、多西紫杉醇、紫杉醇酯质体和白蛋白结合型紫杉醇）和伊立替康。

胃癌的分子靶向治疗主要包括两大类。一类是以 HER-2 为靶点的靶向治疗药物，这些药物仅适用于 HER-2 阳性的胃癌患者，例如，曲妥珠单抗、帕妥珠单抗、拉帕替尼等。另一类是抗血管生成的靶向药物，例如，雷莫芦单抗、甲磺酸阿帕替尼等。

近年来，抗肿瘤免疫治疗发展迅速，免疫检查点抑制剂已先后在全球范围内获批用于胃癌的治疗。例如，纳武利尤单抗、帕博利珠单抗等。

上述晚期胃癌的治疗药物中，部分药物（例如：替吉奥、甲磺酸阿帕替尼）已纳入我们国家的医保目录，未来还会有更多的新技术、新药物获批上市，为晚期胃癌患者带来新的希望。

认识胃癌筛查

曾经听我的老师讲过，早在 20 世纪五六十年代，日本就开始重视胃癌，进行胃癌干预，推广早癌筛查。当时的日本有胃镜检查车，定期开到公司、学校进行胃镜检查，街上也有流动的胃镜检查车，就像我们现在的流动献血车，在人员聚集地段停留，随时可以做胃镜检查，还在医保政策上引导执行胃镜早癌筛查。在 2010 年时我问起过日本年轻的同人，他们表示没有听说过这项政策。可能是他们太年轻了，不知道这段历史。他们回到日本后向老一代的日本同人询问，老人们告诉他们确有这事。通过几十年的科普和媒体宣传，现在的日本人都知道日本国是胃癌高发区，都能够主动做胃镜筛查了。我们国家在此方面仍需努力。

早癌筛查不是新词，在 20 世纪七八十年代我做学生时就有人提出，2019 年我国的政府工作报告中提出中国要推进早癌筛查工作。这是政策层面巨大的推动力，从现在做起，20 年后应该会看到令人欣喜的结果。如美国在 20 多年前推广全民结直肠癌早癌筛查，年满 50 岁做一次肠镜检查，使美国在 20 年后的今天，结直肠癌死亡率和发病率均大幅下降。

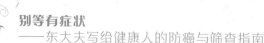
回到本章，降低胃癌死亡率，早癌筛查是最重要、最简单的方法。

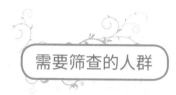

需要筛查的人群

国内外的临床实践指南及专家共识，均建议对胃癌高风险人群进行早诊筛查。根据我国国情和胃癌流行病学资料，并参照《中国早期胃癌筛查流程专家共识意见（草案）》，在我国，年龄40岁以上且至少符合下列一个条件的人为胃癌高危人群，建议作为筛查对象：

①胃癌高发地区人群；

②幽门螺杆菌感染者；

③既往患有胃癌癌前疾病者（包括中重度萎缩性胃炎、慢性胃溃疡、胃息肉、胃黏膜巨大皱褶征、恶性贫血等）；

④一级亲属有胃癌或食管癌家族史；

⑤良性疾病术后残胃；

⑥胃癌术后残胃；

⑦存在胃癌其他风险因素（如高盐饮食、长期摄入腌制食物、吸烟、重度饮酒等）。

筛查方法

筛查技术是实现早癌筛查目标的重要手段。胃癌的筛查技术主要有血清学检查、幽门螺杆菌感染检查、内镜检查（胃镜检查）和影像学检查，见图2-3。

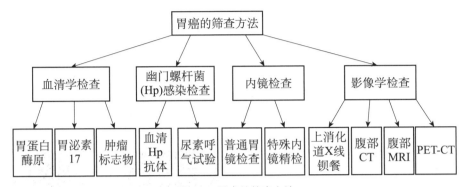

图2-3　胃癌的筛查方法

❶ 血清学检查

血清学检查主要包括血清胃蛋白酶原（pepsinogen, PG）检测和血清胃泌素17（gastrin-17，G-17）检测。血清 G-17 水平升高提示存在胃癌发生风险。应用血清 G-17 联合 PG 检测可以提高对胃癌的诊断价值。另一个血清学检查的重要内容是血清肿瘤标志物检测，但要注意不是所有的肿瘤标志物都去查一遍。目前常用肿瘤标志物，如癌胚抗原（CEA）、CA19-9、CA72-4、CA125、CA242 等指标在早期胃癌中的阳性率很低，不建议作为早期胃癌的筛查方法。

❷ 幽门螺杆菌感染检查

幽门螺杆菌是人类胃癌Ⅰ类致癌物，幽门螺杆菌感染在胃癌的发展中起重要作用。因此，幽门螺杆菌感染检测也是胃癌筛查的重要部分。检查方法主要有血清幽门螺杆菌抗体检测和尿素呼气试验检测。这两种方法简便、便宜，与 PG、G-17 联合检测可用于早期胃癌筛查。

❸ 胃镜检查

胃镜不仅可以直接观察胃黏膜病变的部位和范围，还可以直接获取病变部位的组织行病理学检查。胃镜及其活检组织病理学检查是目前诊断早期胃癌最准确、有效的方法。普通内镜适用于发现进展期胃癌，对早期胃癌的检出率较低。早期胃癌的发现更依赖于检查者的内镜操作经验、电子或化学染色效果以及放大内镜，因此建议采用非侵入性诊断方法筛选出胃癌高风险人群，继而进行有目的的内镜下精查，以提高早期胃癌的检出率。

❹ X射线钡餐

影像学检查的各项检查方法中，上消化道X射线钡餐检查曾经是大规模推广的胃癌筛查方式（见图2-4）。但该方法诊断早期胃癌阳性率较低，且X射线具有放射性。随着内镜技术的快速发展，在早期胃癌筛查中，上消化道钡餐检查已基本被内镜检查取代。腹部CT、磁共振成像（MRI）和全身PET-CT检查对于中晚期胃癌的诊断和分期具有较高价值。但上述

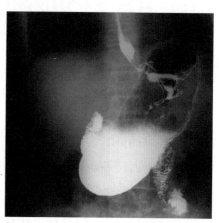

图2-4　上消化道造影提示胃体癌

影像学检查方法主要用于判断胃癌的局部侵犯和远处转移情况，对于早期胃癌诊断的敏感性较低，因此，X射线钡餐不推荐作为早期胃癌的常规筛查方法。

早期胃癌最常用而有效的方法是X射线钡餐与内镜检查，这二者间的比较，见表2-3。

表2-3　X射线钡餐与内镜相比的优缺点

检查方法	优点	缺点
上消化道X射线钡餐	1.价格便宜 2.非侵入性检查 3.方便、快捷 4.多数医院均可以开展 5.适用于人群筛查	1.间接征象 2.诊断早期胃癌阳性率较低 3.X射线具有放射性

续表

检查方法	优点	缺点
内镜检查	1. 直接观察胃黏膜病变的部位和范围 2. 直接获取病变部位的组织行病理学检查 3. 胃镜及其活检是目前诊断胃癌的金标准	1. 侵入性检查，有一定痛苦，可能出现并发症 2. 检查费用相对较高 3. 需有内镜检查资质的医院开展 4. 不适用于人群大规模筛查

随访安排

消化道肿瘤医生建议 40 岁以上的胃癌高危人群进行胃癌筛查。首先采用非侵入性诊断方法进行初筛，继而进一步做有目的的内镜检查。参考中国国家消化系统疾病临床医学研究中心提出的"新型胃癌筛查评分系统"（见表 2-4），可将胃癌筛查目标人群分为 3 个等级。

①胃癌高风险人群（17～23 分），胃癌发生风险极高，强烈推荐胃镜精查，建议每年行胃镜检查。

②胃癌中风险人群（12～16 分），有一定胃癌发生风险，推荐胃镜精查，建议每 2 年行胃镜检查。

③胃癌低风险人群（0～11 分），胃癌发生风险一般，可定期随访，建议每 3 年行胃镜检查。

如果普通胃镜提示可疑异常，可以灵活应用染色、放大等特殊内镜检查技术进行精查以及取病变部位组织活检行病理检查。如果检查结果提示早期胃癌，可以行内镜黏膜下剥离术（Endoscopic submucosal dissection, ESD）切除或外科手术切除等局部治疗；如果提示进展期胃癌，则行外科手术联合放化疗等综合治疗；治疗以后定期随访观察。

表2-4 新型胃癌筛查评分系统

变量名称	分值	变量名称	分值
年龄（岁）		性别	
40～49	0	女	0
50～59	5	男	4
60～69	6	Hp 抗体	
>69	10	阴性	0
G-17（pmol/L）		阳性	1
<1.50	0	PGR	
1.50～5.70	3	≥3.89	0
>5.70	5	<3.89	3
总分			0～23

名词解释

Hp, Helicobacter pylori 幽门螺杆菌；G-17, gastrin-17 血清胃泌素17；PGR, 胃蛋白酶原 I / 胃蛋白酶原 II 比值。

辟谣与真相

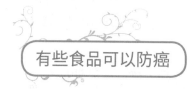

有些食品可以防癌

经常有人问这个问题，各种网文也在介绍防癌食物，如大蒜、菜花、蘑菇等，都被吹嘘为防癌食品，那些五花八门的保健品就更不用说了。

真相是：世界上没有什么食物可以百分百防癌！食物只有健康和不健康、有毒和无毒之分。倒是有一些食物可以致癌，例如，很多发霉变质的食物含有大量有害物质，尤其是杂色曲霉毒素、黄曲霉毒素，这些都是致癌物质，长期食用对人体有害！还有酒精。酒精已经被列为一类致癌物，我国胃癌、肝癌高发区都恰好是酒精销售量大的区域，例如山东、内蒙古等地。

2003年，我在山东临朐进行胃癌筛查时，有时胃镜一进去立即看到胃底大量出血点，和浅粉色的胃黏膜形成鲜明对比，很像草莓，我们称之为"草莓胃"。不用问，一定是前一天喝了大酒。酒精对胃黏膜的损伤是显而易见的。长期这样嗜酒，胃黏膜损伤—修复—再损伤—再修复，总有一天会在修复过程中出现问题，导致细胞异常增生，癌变。因为很多癌症都是由外界反复损伤导致基因突变而引发的。

另外，这个世界上也不存在什么治愈癌症的补品，只有良好的生活习惯、健康均衡的膳食、锻炼身体、主动做早癌筛查，才是最好的防癌措施！

胃癌诊断越快越好

很多时候患者做完胃镜，发现问题，就急急忙忙找医生，着急手术。在我国，很多人的认知还停留在"只有手术才是肿瘤治疗"，当然，如果我们能主动做胃镜早癌筛查，一般发现的都是早期癌，手术治愈的希望很大。

真相是，癌症诊断包括两个部分：病理诊断和分期诊断。

病理诊断：这是告诉我们患者患的是不是癌，是定性的诊断，也是恶性肿瘤诊断的金标准。换句话说，没有病理诊断就无法确定患者患的是不是恶性肿瘤，所以很关键。一般胃肠道癌靠胃镜、肠镜下活检诊断。肺癌一般靠支气管镜下活检，或CT引导下的肿块穿刺活检获得病理组织。

分期诊断：有了病理诊断还远远不够，精准的治疗必须要参考分期诊断。肿瘤一般分四期，以胃癌为例，临床分Ⅰ～Ⅳ期，不同的分期治疗方式是不一样的，预后也不一样。Ⅰ～Ⅱ期首选手术，Ⅲ期要做术前辅助化疗，Ⅳ期患者要经过多学科会诊，个体化治疗。因此，分期诊断跟病理诊断一样至关重要。

分期诊断主要靠影像学检查，临床常用的有核磁、CT、B超等，必要时还有PET-CT检查。这些检查在北京三甲医院全部做完要2～4周的时间，很多患者和家属担心会耽误肿瘤治疗。可是诊断不精准，错误治疗带来的伤害更是不能弥补的，况且任何一种进展期癌在人体从出现到确诊没有几年时间是不可能的，相比之下，这2～4周的时间不会影响患者的整体治疗。

第三章

对结直肠癌
要有信心

案例 A

肿瘤科医生的亲人也没有的"如果"

要说悲剧，没有比我表妹更悲剧的了，这件事我在北京电视台生活栏目《医者》中有详细的讲述。没能留住表妹的生命，是我永远的痛。身为肿瘤科医生，我连自己的家人都没能让他们有早癌筛查的意识，太失败了！

表妹是我舅舅的女儿，算是女强人了，曾任北京某经济开发区经理，事业干得风生水起，但是 50 多岁了还没有做过早癌筛查。在单位"高大上"的体检中发现血液肿瘤标志物 CAl99 升高到 l48 U/mL（正常值 0～39 U/mL），查体医生告诉她"关系不大，再复查一下就好"。就是这句"关系不大"使她放松了警惕。先是忙于孩子高考，后又因为她父亲冠心病住院，一直在忙。直到舅舅去世，时间已经过去 6 个月了，当她感到很乏力和明显咳

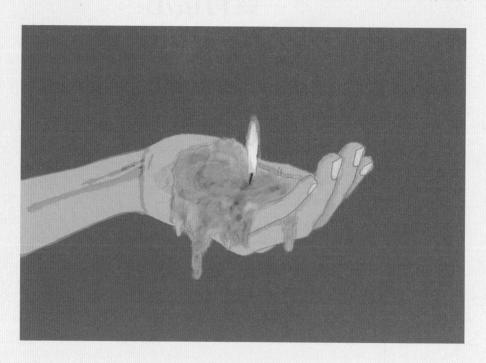

嗽时才去做了肺CT，结果发现多发肺肿瘤和肝上巨大转移。她这才找到我就诊，而此时她已被确诊为乙状结肠癌伴肝、肺转移。我拼尽全力，也只是将她的生命延续了15个月。2020年春节刚过，她永远地离开了家人，年仅52岁。

的确，悲剧有悲剧的原因，如果我能很好地影响家人，让他们主动做癌筛，如果她能在查体后找我，如果她在45岁后首次做了胃肠镜，如果……真希望这世界上有如果！

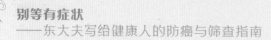
案例 B

早癌筛查拯救整个家庭

　　某天我门诊，一位年仅 47 岁的男子在当地做了结肠癌手术，来到北京找我咨询术后是否需要化疗，因为他是一个特殊基因突变"微卫星高度不稳定"患者。这样的患者具有家族遗传倾向。我追问家族发病情况，果然他的母亲、姐姐是乳腺癌和肠癌患者，我立即叮嘱他要让他 19 岁的儿子马上做肠镜检查。他儿子做完，结果是多发息肉病，局部癌变。经过我们医院多学科团队讨论，给了孩子全结肠切除、小肠终身造瘘的意见。可想而知这位父亲和全家人经过了怎样一番思想斗争。1 个月后，孩子最终在我们医院做了全结肠切除术，现在过去 10 多年了，孩子安好！

　　去年一例肠癌晚期患者在我处治疗，我叮嘱他的两个女儿和一个 29 岁

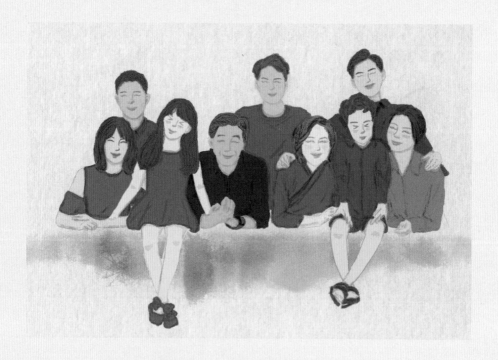

的儿子做早癌筛查。结果儿子发现乙状结肠一个锯齿状大息肉（明确的癌前病变），立即做了结肠镜下切除，停止了发展成结肠癌的进程，挽救了年轻人的生命。

大家体会到了吧？幸运的原因只有一个：主动做肠镜筛查。一个简单的肠镜筛查，是避免未来某天突然发现晚期结肠癌的最佳手段，特别是高危人群！

早早期症状

可以没有任何症状

查出来是早期，大不一样

结直肠癌需根据患者的分期、身体状况、预后分层等因素采取不同的治疗策略，主要治疗手段包括内镜治疗、手术治疗、放射治疗、抗肿瘤药物治疗和支持治疗。早期结直肠癌治疗起来痛苦小，花费也少，预后还好。对于局部早期结直肠腺瘤或部分 T1 期结肠腺癌可采用内镜下黏膜切除术、内镜黏膜下剥离术和分步内镜下黏膜切除术，预后良好，术后复发率低，甚至可实现临床治愈。

认识肠癌

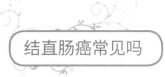

结直肠癌常见吗

最新中国结直肠癌流行病调查报告显示，随着人们生活水平的提高，这个被称为"富贵病"的癌种的发病率也随之提高了。近 15 年，结直肠癌发病率逐渐增高，每年增加 1.9%，死亡率每年增加 0.9%。2014 年的流行病学统计显示，中国共有 370 400 例新发结直肠癌病例和 179 600 例死亡病例，分别占年癌症发病率和死亡人数的 9.74% 和 7.82%。其中男性新增病例约 214 100 例，女性新增病例 156 300 例。同时，有 104 000 例结直肠癌死亡病例为男性，75 600 例死亡病例为女性。中国东部发达地区和大城市集中的这些地区，结直肠癌的发病率和死亡率均高于西部农村地区。

结直肠癌的发病与结肠慢性炎症和息肉密切相关。有结肠息肉者，结肠癌发生率是无结肠息肉者的 5 倍。肠癌的家族性遗传倾向也比其他消化系统肿瘤多见，家族性多发性肠息肉病的癌变发生率更高。遗传因素可能是部分结肠癌的发病机制，例如微卫星高度不稳定的林奇综合征。但是大部分结直肠癌还是散发病例，并没有明显的遗传因素。

结直肠癌与息肉一直备受学者和百姓关心。在 40 岁以上人群中，肠镜发现结肠息肉的概率很高。我们早癌筛查中心自 2018 年 9 月到 2020 年 9 月，2 年间做肠镜检查 476 例，各种息肉检出 215 例，检出率 45%，其中，男性 129 例，女性 86 例，一例恶性手术干预，占 1%。

结直肠癌的分类

结直肠癌的主要病理类型包括腺癌、鳞状细胞癌、神经内分泌癌等，以腺癌最为常见，包括非特殊类型腺癌和特殊类型腺癌。见图 3-1。

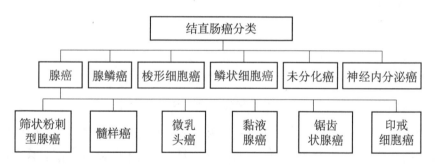

图3-1 结直肠癌的分类

肠息肉有很多类型，与结肠癌密切相关的如腺瘤样息肉、锯齿状腺瘤等，被公认为是结肠癌的癌前病变。肠镜检查发现这些息肉并及时处理，是阻断癌变进程、降低结直肠癌发病率和死亡率最有效的手段。因此结直肠癌的早癌筛查也是在高危人群中最有效和最值得大力推广的。从 1990 年开始，美国全面推广结直肠癌、乳腺癌和前列腺癌等早癌筛查，25 年时间，乳腺癌死亡率降低了 39%，前列腺癌死亡率降低了 53%，女性结直肠癌死亡率降低了 44%，男性结直肠癌死亡率降低了 47%。

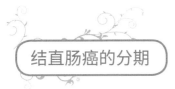

目前采用 UICC/AJCC 第 8 版 TNM 分期。

T、N、M 的定义如下。

T 是 "Tumor" 的首字母，指肿瘤原发灶的情况。随着肿瘤体积的增加和临近组织受累范围的增加，依次用 T1-T4 来表示。N 是 "Node" 的首字母，指区域淋巴结转移情况。无区域淋巴结转移，用 N0 来表示，随着淋巴结受累程度和范围的增加，依次用 N1-N3 来表示。M 是 "Metastasis" 的首字母，指远处转移。没有远处转移用 M0 表示，有远处转移用 M1 表示。在此基础上用 TNM 三个指标的组合来描述具体的分期，一般来说存在 M1 即人们常说的肿瘤晚期。

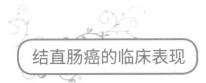

中晚期结直肠癌常见表现有腹胀、排便习惯改变、腹痛、黏液血便等，具体有：出现腹痛、便秘或不能排便的肠梗阻表现，腹部膨隆、肠型、局部有压痛、肠鸣音，晚期可出现黄疸、腹腔积液、水肿等肝、肺转移征象以及恶病质等全身表现。

按照在腹腔中的位置，结肠分为左半结肠和右半结肠，见图 3-2，不同部位的结肠癌表现也有差异。见表 3-1。

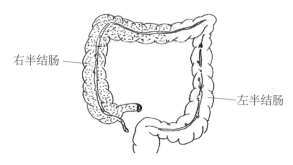

图3-2 左、右半结肠示意

表3-1 左、右半结肠癌的临床特点对比

临床特点	右半结肠	左半结肠
部位	盲肠、升结肠和近端2/3横结肠	远端1/3横结肠、降结肠、乙状结肠和直肠
肠腔	宽大	狭窄
粪便	液状	干硬
肿瘤导致环形狭窄	少见	常见
病程	病变隐匿，病程较长	急、慢性病程
常见症状	腹部肿块、贫血	腹痛、排便困难等肠梗阻表现

不恐惧，所有分期都有办法

除早期局部结直肠癌可采用内镜手术外，其他各分期的治疗也有规范方案。

手术治疗

Ⅰ~Ⅲ期的结直肠癌以根治性手术治疗为主要治疗手段。部分可切除的转移性结直肠癌，外科手术切除或新辅助治疗后外科手术切除也是潜在的根治性治疗方法。可选择传统开腹手术或腹腔镜、机器人手术，取决于手术医院的技术和设备可获得性。其中，Ⅱ期 pMMR 伴有高危因素和Ⅲ期结肠癌患者，建议行术后辅助化疗。

名词解释
pMMR指的是错配修复基因（MMR）表达正常。

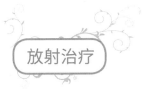
放射治疗

术前同步放化疗+手术+辅助化疗的治疗策略是中低位局部晚期直肠癌（Ⅱ、Ⅲ期）的标准治疗策略。目前多应用三维精确放疗技术，如三维适形放疗（3D-CRT）或调强放疗（IMRT）。结直肠癌肝或肺转移瘤如局限于寡转移，经多学科讨论后，也可考虑采用立体定向放射治疗（SBRT）等局部治疗手段。

名词解释
中低位指直肠癌肿瘤下缘距离肛门口10cm以内。

抗肿瘤药物治疗

抗肿瘤药物治疗是术后复发及晚期结直肠癌的主要治疗手段，也是部分结直肠癌患者围手术期行新辅助或辅助治疗的重要方法。主要药物类型包括化疗、靶向治疗和免疫治疗等。主要用药途径包括口服给药和静脉给药。临床医生综合分析患者的疾病类型、分期、身体耐受情况和基因检测结果等多方面因素后制订抗肿瘤药物治疗方案。因选择应用的药物不同，治疗费用也有所差异。

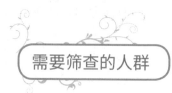

需要筛查的人群

结直肠癌的筛查要区分各种人群，美国国家癌症综合网络（NCCN）发布的结直肠癌筛查指南中，对所有成年人进行了风险评估，根据危险程度分为三组：一般风险人群、高风险人群和遗传性高风险人群，后两者为结直肠癌的高危人群。自然人群年龄在45岁以上和没有明确的家族遗传倾向者为普通危险人群，在45岁应该首次做肠镜检查，而有明确遗传性/家族性结直肠癌高危风险的人群要尽早做肠镜检查。

结合国内外结直肠癌筛查共识指南，将至少符合下述一个条件的人群定义为结直肠癌筛查的高危人群。

①个人史：有结直肠癌、结直肠腺瘤或无蒂锯齿状息肉、炎症性肠病病史；

②非遗传性结直肠癌家族史：有1个一级亲属在50岁之前诊断为结直肠癌，或有≥2个一级亲属诊断为结直肠癌（不论诊断时年龄大小）；

③盆腔放疗史。

名词解释

一级亲属指父母、子女及亲兄弟姐妹。

筛查与随访

对于一般人群的筛查建议是：

45～75岁不具有结直肠肿瘤高危风险的人群，无论是否存在结直肠肿瘤报警症状（如便血、黏液血便、排便习惯改变、不明原因贫血、体重下降等），都建议进行结直肠肿瘤早诊筛查。其中，无症状一般个体参加伺机筛查时，筛查年龄可适当放宽。有结直肠肿瘤报警症状的个体，建议尽快到相关专科就诊，筛查不做年龄限制。

另外，推荐每年1次粪便潜血试验检查，如结果阳性，则进一步行结肠镜检查；每5～10年做1次高质量的结肠镜检查。

对于高危人群的筛查建议是：

高危人群作为重点筛查对象，建议首次筛查应进行结肠镜检查，必要时可做肿瘤标志物检测和（或）遗传学检查。其中重点关注两类人群：

> 名词解释
> 遗传学检查：即相关基因检测。

❶ 有非遗传性结直肠癌和腺瘤家族史

建议从40岁开始或从比家族中最小发病年龄早10年（取较早时间，但不早于12岁）开始进行筛查。

首次筛查时行结肠镜检查，如果结肠镜检查阳性，应根据检查结果进行结肠镜检查随访；如结果阴性，之后每1～2年复查粪便潜血试验，每5年复查结肠镜检查；≥2次结肠镜检查结果阴性则可逐步延长结肠镜检查间隔。

❷ 有结直肠腺瘤病史

既往有肠道低风险腺瘤病史者，在治疗后5～10年内复查结肠镜检查；具有高风险腺瘤病史者，治疗后3年内复查结肠镜检查。

对于高风险腺瘤（advanced adenoma）需要及时在内镜下切除，具备以下3项之一者即诊为高风险腺瘤：息肉或病变直径≥10 mm；绒毛状腺瘤；伴高级别上皮内瘤变者。

结直肠癌的早癌筛查非常有意义，是降低结直肠癌发病率和死亡率的唯一方法，自然人群的筛查应该引起更多的重视。高危人群的机会性筛查更是需要自己主动去做。

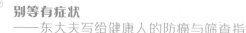

辟谣与真相

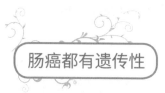
死于肠癌治疗的人比死于肠癌的人还多

这是谣言！

结肠癌与其他消化道癌相比，预后要好，晚期肠癌的中位生存时间大约也有 2 年。随着癌症治疗方法的不断进步，现在用于晚期肠癌的药物很多，使肠癌的治愈率提高了很多，特别是既往肠癌肝转移被认为是无法治愈的，现在也提高了大约 30% 的治愈率，因此肠癌是消化道癌中经过多学科治疗生存延长最明显的。

癌症治疗主要还是三大治疗手段：手术、药物治疗、放疗。因治疗导致死亡的称为"治疗相关死亡"。手术和放疗可能带来治疗并发症，而这些并发症有一些可以通过严格医疗行为规范、严格治疗适应证来使其危害降到最低。药物治疗的相关死亡发生率是最低的，特别是随着现在医学对癌症的认识不断深入和药物的不断改进，使得药物治疗的相关死亡仅占 1%～3%。不过药物治疗的有效率在结直肠癌仅有 30%～60%，并且只是控制几个月，一旦广泛转移，便没有其他局部治疗手段，充其量将生存时间延长 2 年左右。所以患者家属总觉得是化疗最终导致患者死亡，实际上是癌控制不住最终导致患者死亡。

肠癌都有遗传性

这句话说得太绝对！目前还没有肯定的结论。

绝大多数结直肠癌是散发病例，并没有发现有明确的遗传基因改变，目前明确的具有遗传性的结直肠癌，大约只占15%，例如，家族性腺瘤性息肉病（FAP）占1%～2%、黑斑息肉病（PJS）等。但在结直肠癌患者的直系亲属或二级亲属中的确存在多人患结直肠癌或其他癌的现象，特别是家族中有两名或以上的直系亲属（父母或兄弟姐妹）患癌，因此，目前科学发展还不能很好地去解释这一现象，也没有发现与之有关的遗传基因，因此还不能说所有结直肠癌都有遗传性，有一些后天获得性结直肠癌一定是存在的，只是我们了解的遗传基因还太少。目前，家族中有年龄＜50岁患结直肠癌或其他癌者是家族性结直肠癌的高危人群。建议主动做各种高发癌的早癌筛查。

长期便秘会导致肠癌

便秘是指排便次数减少，同时排便困难、粪便干结。正常人每日排便1～2次或1～2日排便1次，便秘患者每周排便少于3次。便秘是老年人常见的症状，约1/3的老年人出现便秘，严重影响老年人的生活质量。长期便秘对肠道是有害的，特别是给老年人生活带来很大的干扰，但还没有证据支持便秘与结直肠癌有直接关系。有学者进行了一项回顾性研究，没有发现便秘与结直肠癌之间存在因果关系，便秘不是导致结直肠癌的危险因素。

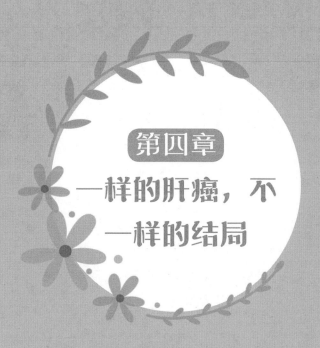

第四章

一样的肝癌，不
一样的结局

案例 A

一碗炸酱面竟然成奢侈

老李退休前是一位公交车司机。几十年来，风风雨雨，早出晚归，无论生活多艰难，工作多辛苦，老李一直都有个习惯，就是每个周末为全家做一次炸酱面，然后跟家人一起围坐在桌旁，美美地、畅快淋漓地吃完。吃碗面，再喝上一碗面汤，平凡的日子也能被幸福填满。

然而就在老李刚刚退休，计划好好享受一下退休生活时，身体的变化让他隐隐约约感觉到，说不定以后这碗普普通通的炸酱面会成了奢侈。

话说半年前，老李偶尔出现轻微腹部胀痛、厌食，后来随着腹痛的程度加重及频率逐渐增加，老李觉得有些不对劲。他担心是夏天中暑了，在就近的小诊所开了些中药，做了下拔罐和刮痧。但是一直到夏天过去了，老李的病仍不见好。老李上网查了查自己的症状，再联想到自己的母亲是肝癌去世的，不禁一阵阵胆寒，决定还是去医院做一下详细的检查。

腹部超声、腹部 CT、抽血……一系列检查之后，当医生一脸凝重地翻看着检查报告，老李已经不敢看医生的眼睛了，只是紧紧抓住老伴儿同样冰凉颤抖的手。

最后那场谈话老李其实已经记不清了，脑子一片空白，只记得几句零星的话："肝细胞癌……晚期……"

生活的重锤就这样重重地砸下来。老李很难接受：平时连小病都很少有，怎么突然就肝癌晚期了呢？

回顾病史，老李其实患有多年的慢性乙型病毒性肝炎，但一直没有规律地进行抗病毒治疗，前些年已经发展至肝硬化，再加上老李的母亲也是因为肝癌去世的。这些因素决定了老李是患肝癌的高危人群，应该每隔一段时间进行至少一次肝癌筛查，这样就能提前发现肝脏肿瘤，甚至避免肿瘤的发生，而早发现、早治疗，也可以提高生存质量及延长生存期。

我们不知道老李经历了怎样一番斗争，当老李到我院就诊时，他已经振作起精神，愿意积极配合治疗了。而由于肝脏肿块过大、多发，占据了大半个肝脏，且合并乙肝肝硬化，肿瘤标志物甲胎蛋白飙升到检测上限 1000ng/ml 以上，此时的老李已经失去了手术机会，只能通过介入治疗控制局部肿块，同时联合全身靶向治疗和抗病毒治疗。

老李的儿子是个孝顺的孩子，他找到我们，表示自己会竭尽全力支持父亲治病，但是他内心深处也有一个担忧。小李之前单位体检，结果一直提示乙肝"小三阳"。在父亲确诊肝癌之后，小李在和医生的沟通过程中得知乙肝病毒感染和肝癌家族史都是肝癌的高危因素。他非常担心自己是否也会得肝癌。我们告诉小李，他的确属于肝癌的高危人群，为了预防肝癌，应该每半年复查一次 B 超和甲胎蛋白。另外，考虑到之前老李的爱人提到小李夫妇有备孕计划，我们建议小李的爱人也完善一下乙肝五项检查，如果没有乙肝表面抗体，就先注射乙肝疫苗，有了乙肝表面抗体的情况下再备孕。宝宝出生之后，也要及时接种乙肝疫苗，避免感染乙肝病毒。

希望这个家庭里乙肝—肝硬化—肝癌的不幸链条，可以就此打断，他那一碗炸酱面还能永远继续下去，在每个周末，在老伴儿和儿子的心里。

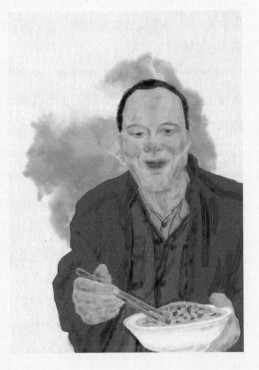

案例 B

不幸的满阿姨，不幸中的万幸

满阿姨矮矮胖胖，戴着眼镜，在工厂兢兢业业，在家里任劳任怨，虽然身患慢性乙型肝炎二十多年，但仍然是胡同里最乐观的人。

然而乐观是乐观，满阿姨却是个心细的人。自从一起跳广场舞的好友夏阿姨查出肝癌以来，满阿姨就天天寝食难安。因为夏阿姨和自己同岁，也是多年的乙肝患者，而据夏阿姨的医生说，她的肝癌与乙肝有很大关联。

这天趁着去医院看望夏阿姨，满阿姨憋不住说出了自己的担忧。夏阿姨安慰她说："你别怕，你和我不一样。我是从来不体检不进医院，你儿子不是年年都带你去体检吗？你没事的。放心吧！"但满阿姨这颗心还是放不下。每年儿子给买的体检套餐，她也不懂，不知道都查了些什么，有没有查到关键所在。

随后，满阿姨回家翻箱倒柜，把近几年所有的体检报告都找出来，请夏阿姨的女儿给看看。"嗯，这些体检项目里，每年都有腹部超声和血液肿瘤标志物监测，而且都是正常的。您放心吧！"顿时，满阿姨长长地舒了一口气。但是夏阿姨的女儿又补了一句："阿姨，医生说，高危人群每年一次的体检不够，需要每半年做一次才行。"这让满阿姨又重视起来，想到距离上次体检已经小一年了，暗暗盘算儿子最近什么时候有空。

宜早不宜迟，满阿姨第二个星期就拉着儿子一起来到了医院，挂号，查体。这一查不要紧，虽然血液肿瘤标记物甲胎蛋白依然是正常的，B超却发现肝脏右叶有一个直径1.8cm的结节。

满阿姨看到报告，顿时腿软头晕。儿子赶紧扶住母亲，连连安慰："妈，您听我说。其实这是好事。这个结节这么小，肿瘤标记物也正常，就算真有问题应该也是早期。医生有的是办法！不用怕！"

医生看过结果，建议进行腹部增强 CT 和肝脏增强核磁进一步检查明确诊断。

同一个部位为什么要做两个检查？满阿姨不太理解。医生解释说，恶性肿瘤一般都需要病理结果才能确诊，但是肝癌一来由于大多数患者同时合并有肝硬化，肝脏穿刺风险比较大，二来影像学特征十分典型，可以依据临床特征进行诊断。像满阿姨这种有肝炎基础病的，不足 2cm 的结节，如果特定的 4 项检查中至少有 2 项显示肝癌典型特征，就可做出肝癌的临床诊断。

检查很快做完，都符合肝细胞癌的典型表现。肝癌的临床诊断可以确立。医生建议满阿姨尽早进行手术切除。

担心的事情还是发生了。虽然无数次设想过这样的结果，但真正听到诊断，她还是忍不住掉了眼泪。医生宽慰满阿姨说，虽然是恶性肿瘤，但是她的肝脏基础功能好，肿瘤小，全身检查也提示没有转移，按照中国肝癌治疗

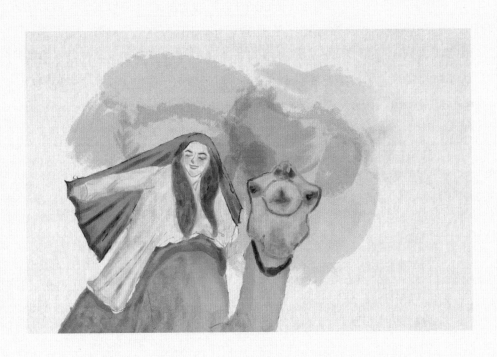

的分期方案，属于 Ia 期，是最早的分期。能够这么早发现其实是非常幸运的，不仅能够手术，术后预后也相当不错。

满阿姨随即进行了肝脏部分切除术。结合术后病理和术前检查，满阿姨的肝细胞癌分期为 T1N0M0，属于早期肝癌。医生告诉满阿姨，这种分期下的肝癌，5 年生存率在 80% 以上，如果 5 年不复发，可以近似认为治愈。满阿姨手术治疗后仅需要规律地进行 CT、血清甲胎蛋白等检查，此外需要口服药物预防肿瘤复发，不需进行额外靶向治疗或化疗。

这下，满阿姨如释重负，破涕为笑。虽然得了癌症，但及时发现及时治疗了，治疗费用少、生活质量高、预后更好，也算是不幸之中的万幸了。

想着还在读研究生的儿子和一直在身边默默支持的老伴儿，满阿姨严格听从医生的建议，定期复查。现在满阿姨术后已经 5 年，没有发现转移。皆大欢喜。

《黄帝内经》中说："不治已病治未病。"扁鹊言："疾在腠理，汤熨之所及也；在肌肤，针石之所及也；在肠胃，火齐之所及也；在骨髓，司命之所属，无奈何也。"古人早已对疾病早期诊治如此重视，更何况医疗技术快速发展的今天。通过便捷有效的早癌筛查，早诊早治，使患者获得更多根治机会，提高生存率，减轻经济负担，是抗击癌症最经济、有效的途径。

早早期症状

可以没有任何症状

查出来是早期，大不一样

医学上，如果患者开始实施治疗后，生存期超过 5 年，就可以认为是临床治愈了。对于小于 3cm 的肿瘤，特别是单发的肝癌，5 年存活的概率在 50% 以上。一些发达国家，由于早期综合治疗做得非常好，有文献报道其早期肝癌的 5 年生存率甚至可以达到 80% 以上。

早筛查、早治疗，争取手术切除是早期肝癌最有效的治疗手段。肝癌切除术后 1 年、3 年、5 年生存率分别为 80%～92%、61%～86%、41%～75%，具体与患者的分期、肝功能情况、全身状况、基础病情况等有关。我国 85% 的肝癌患者合并慢性肝炎和肝硬化，导致肝功能代偿能力差，肿瘤切除率仅有 10%～40%，术后约 50% 的患者会复发。对于肝硬化严重而不能切除的小肝癌可以选择肝移植术，术后 5 年生存率可以达到 78%～80%。早期肝癌在完整切除后，可定期观察，也可酌情追加辅助治疗。不能接受手术切除的小肝癌还可以选择局部消融治疗，5 年生存率可达 50%～75%。因肿瘤偏大而不能切除的患者，可先使用局部治疗，待肿瘤缩小后争取切除，5 年生存率可达 30%～50%。

和绝大多数恶性肿瘤一样，早期肝癌肿瘤体积小，无远处转移，有希望进行治愈性治疗。常用的治疗手段包括肝切除术、肝移植和射频消融治疗。如患者身体状况及病情允许手术彻底切除，优先选择手术切除。治愈后定期观察即可，预后较好，经济负担小，生活质量高。而晚期肝癌因为无法根治性切除，只能选择靶向治疗、免疫治疗等全身治疗，并根据具体情况配合介入治疗、放疗等加强局部控制，这时候治疗以改善症状、延长生存为目的，大都无法达到治愈。如果患者肝功能差，一般体力状态差，难以耐受抗肿瘤治疗，则以最佳对症支持治疗为主。

早期肝癌术后的生存时间和患者的身体素质、疾病的发生发展过程以及术后选择的治疗方法等很多因素有关，患者如果能够进行合理的治疗，

名词解释

射频消融治疗：又称为射频自消融，是对肿瘤进行局部灭活的一种治疗手段，将电极针放到肿瘤中心，利用射频电流使肿瘤组织升温，从而将癌组织"烫死"。

名词解释

介入治疗：指的是在 X 射线、超声、CT、MIR 等影像技术的引导下，经穿刺或经人体生理腔道，将探针、导管或其他器械放到病变部位进行治疗。

积极配合医生，就能够最大限度延长生存期。一项回顾性研究显示，对于单个肿瘤 ≤ 5cm 或 3 个以上肿瘤，但每个都 ≤ 3cm 的部分患者，5 年生存率仍可以达到 81%。

中晚期肝癌如果积极接受介入、放化疗、靶向治疗、免疫治疗等综合性治疗，也能明显延长其生存时间，但治疗时间较长，治疗费用更高。

认识肝癌

长在肝脏上的恶性肿瘤并非都是肝癌。长在肝脏上的恶性肿瘤首先可以分为原发性肝癌，也就是原属于肝脏细胞癌变导致的恶性肿瘤，以及肝转移癌，也就是其他部位的恶性肿瘤转移到肝脏形成的转移灶。只有原发性肝癌才能称为肝癌。

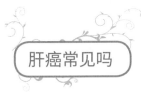

肝癌常见吗

根据我国最新的癌症统计数据，在我国，原发性肝癌的发病率排在第 4 位，但是它预后差、病死率高，病死率高居所有恶性肿瘤死亡的第 2 位，被称为"癌中之王"，严重威胁我国人民的生命健康。

原发性肝癌的病因尚不完全清楚，可能是多种因素协同作用的结果。流行病学调查显示，肝癌与下列易感因素相关：乙型肝炎病毒（Hepatitis B virus，HBV）和（或）丙型肝炎病毒（Hepatitis C virus，HCV）感染。

我国是一个乙肝大国，我国肝癌患者中乙型肝炎病毒检出率高达 90%，而欧美、日本等丙型肝炎病毒感染高发国家的肝癌患者丙型肝炎病毒检出率高。

约 70% 的原发性肝癌发生在肝硬化的基础上，其中绝大多数肝硬化是慢性乙型肝炎和慢性丙型肝炎发展而成的结节型肝硬化。肝癌病例中约 22.4% 归因于丙肝病毒感染，6.3% 归因于乙肝病毒感染。平均每年有 3%～6% 的乙型肝炎肝硬化和 1%～7% 的丙型肝炎肝硬化患者发展为肝癌。

酒精性肝硬化合并乙型肝炎病毒、丙型肝炎病毒感染，肝癌的发生风险更大。

在我国，肝癌发病率沿海高于内地，东南和东北高于西北、华北和西南，广西扶绥、江苏启东、福建同安、广东顺德等地是肝癌高发区。这些地区既是乙型肝炎病毒高流行区，又是粮油及食品受黄曲霉毒素 B1 污染较重的地区，两个危险因素在原发性肝癌的发生和发展中发挥协同作用。

家族史是原发性肝癌发生的重要危险因素，生物学基础尚不清楚。乙型肝炎病毒携带者中，有肝细胞癌（HCC）家族史的患者 HCC 发病率更高。

一些化学物质如亚硝胺类、偶氮芥类、有机氯农药、雄激素和某些类固醇也是引发肝癌的危险因素。长期酗酒者肝癌的风险增加，戒酒可以明显降低肝癌风险。此外，代谢性疾病如肥胖、糖尿病、糖代谢异常、代谢综合征也与肝细胞癌发病风险增高有关。年龄＞40 岁的男性为肝癌高发人群。

上述多种环境、遗传因素共同作用，会最终导致肝细胞生长失控，发生癌变。

肝癌的分类

原发性肝癌根据病理类型又可以分为肝细胞癌（hepatocellular carcinoma，HCC）、肝内胆管癌（intrahepatic cholangiocarcinoma，ICC）和 HCC-ICC 混合型三种类型，这三者在发病机制、生物学行为、病理组织学形态、分子特征、临床表现、治疗方法和预后方面有比较大的差异。见图 4-1。

这三种类型中，肝细胞癌占所有原发性肝癌的 85% ～ 90%，我们常说的"肝癌"和本书讨论的"肝癌"，指的就是肝细胞癌。

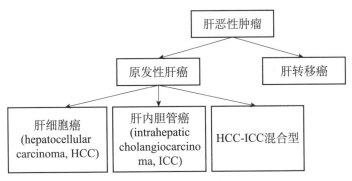

图4-1　肝癌的分类

肝癌的分期

肝癌的分期是指 TNM 分期，这个比较麻烦也很专业的术语，简单地说，就是用 T 描述原发肿瘤的大小、单发还是多发等情况，N 描述区域淋巴结情况，M 描述远处转移情况。具体的分期需要根据各项检查来得出。便于理解，粗略来看，肿瘤只存在于局部的，没有淋巴结转移也没有远端转移的，属于早期；肿瘤较大或较多，有淋巴结转移或者侵犯了血管的属于中期；有远端转移的属于晚期。

当肝癌有症状之后，会发生什么

原发性肝癌起病隐匿，早期症状常不明显，当患者出现明显症状时，一般已经进入了中晚期。

与肝细胞癌相关的症状一般并不特异，包括肝区疼痛、消化道症状和一些非特异性的全身表现。疼痛一般是肝癌的首发症状，一般位于右肋部或剑突下间歇性或持续性隐痛、钝痛或刺痛，伴右上腹不适。少数患者会自发地或于肝穿刺后突然出现肝区剧烈疼痛，多是由于位于肝脏表面的癌结节破裂出血所致。食欲减退、厌食、上腹饱胀、嗳气、消化不良、恶心、呕吐等消化道症状也是肝癌常见症状。腹泻也是肝癌较为常见的消化道症状，易被误认为慢性肠炎。部分肝癌患者会出现出汗、发热、黄疸、乏力、消瘦等症状。多数发热患者为中低度发热，少数患者可为39℃以上的高热，一般不伴有寒战。黄疸指的是皮肤、巩膜等组织黄染。另一种较为罕见且特殊的症状被称为伴癌综合征，是指机体因肝癌组织自身产生的异位激素或某些活性物质的影响，出现的代谢异常，包括自发性低血糖、高胆固醇血症、红细胞增多症、高钙血症、血小板增多等，见图4-2。

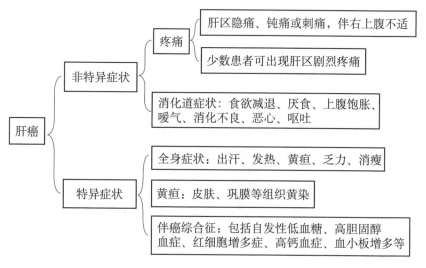

图4-2 肝癌常见症状

不恐惧，所有分期都有办法

早期发现肝癌，进行手术切除无疑是幸运的。但是，中晚期肝癌也并非无计可施。

对于不可切除的肝癌，术前先进行经导管动脉化疗栓塞术（Transcatheter arterial chemoembolization, TACE)、外放射等治疗，促进肿瘤降期，也就是使肿瘤的临床分期下降，从而使部分患者获得手术切除的机会，降期后再切除的肝癌患者也有可能获得较好的长期生存效果。

对于因为肝硬化而导致肝功能不佳或者确诊时已经是中晚期，无手术切除机会的患者，局部消融治疗也可以获得根治机会。

对于 CNLC Ⅱb、Ⅲa 和部分Ⅲb 期的肝癌患者，肝功能 Child-PughA 级或 B 级，PS 评分 0～2 分的，可以考虑进行经动脉化疗栓塞术治疗。这也是目前公认的肝癌非手术治疗的最常用方法之一。

除了上述局部治疗手段，对于晚期肝癌患者进行有效的系统治疗，也可以减轻肿瘤负荷，改善肿瘤相关症状，提高生活质量，延长生存时间。常用的治疗手段包括靶向治疗、系统化疗、免疫治疗。除了抗肿瘤治疗外，抗病毒治疗、保肝治疗和最佳支持治疗对晚期肝癌患者的意义也十分重大，可以起到改善症状、提高生活质量的作用，具体包括：积极镇痛、纠正贫血、纠正低白蛋白血症、加强营养支持；控制合并糖尿病患者的血糖水平；处理腹水、黄疸、肝性脑病、消化道出血及肝肾综合征等并发症等。针对有症状的骨转移患者，可使用双磷酸盐类药物。另外，适度的康复运动也可以增强患者的免疫力。同时，要理解患者和家人的心态，积极地应对，把消极心理转化为积极心理，通过舒缓疗护让患者享有安全感、舒适感，从而减少抑郁与焦虑。不同分期的肝癌有着不同的治疗方法，见表 4-1。

名词解释
肿瘤负荷：指肿瘤细胞的多少，肿瘤细胞越多，肿瘤负荷越大。

名词解释

TAE：是一种介入治疗方法，全称是经肝动脉插管化疗栓塞。经肝动脉灌入药物，切断肿瘤供血动脉，同时辅助于化疗药物抑制肿瘤生长。

表4-1　不同分期肝癌的主要治疗手段

全身状况与肝功能	分期	治疗手段
全身状况良好，肝功能尚可	早期	手术、射频消融、TAE、肝移植
	中期	TACE、手术、系统治疗（化疗、靶向治疗、免疫治疗）、放疗
全身状况差或肝功能差	晚期	支持治疗、参与相关临床试验、系统治疗（化疗、靶向治疗、免疫治疗）

认识肝癌筛查

　　肝癌在人类常见肿瘤当中，5年生存率排在倒数第二。因为大部分患者在发现的时候，就已经是中晚期了。所以，普及科学知识、定期体检，进行有针对性检查，是提高肝癌早期诊断率、5年生存率的最重要措施。

　　我国在上海进行过一项大型随机对照临床研究，纳入18 816例39～59岁存在乙肝病毒感染或既往有慢性肝炎病史的患者，随机分入筛查组（9 373例）和对照组（9 443例）。对照组不进行常规筛查，筛查组被邀请进行每6个月的血清AFP和超声筛查，共建议筛查5～8次。在研究中，筛查组在仅完成了58.2%建议筛查项目的情况下，筛查组和对照组确诊肝细胞癌病例分别为86例和67例，因肝细胞癌死亡例数分别为32例和54例，肝细胞癌筛查将肝细胞癌病死率由131.5/100 000降至83.2/10 000，病死率降低了37%（HR 0.63，95%CI 0.41～0.98）。这表示，对肝硬化患者进行肝癌筛查的确有助于及时检出肿瘤，降低死亡率。

需要筛查的人群

　　很多人对乙型病毒肝炎或者丙型病毒肝炎并不陌生，都知道罹患乙型病毒肝炎之后，会有可能发展至肝硬化，甚至导致腹水、肝性脑病、食管胃底静脉曲张破裂出血等并发症。但是，很多人不了解，肝癌也是肝硬化的常见并发症。乙型病毒肝炎感染一般经过3～5年就可能会发展至肝硬化，慢性乙肝经过20～50年可能会发展至肝癌。

除了肝炎之外，所有原因导致的肝硬化都是肝细胞癌发生的高危因素，见图4-3。在我国，导致肝硬化最常见的原因是乙型或丙型肝炎病毒感染，而在西方国家，非酒精性脂肪肝、脂肪性肝炎也是肝细胞癌重要的危险因素之一，随着我国生活水平的提高，该类疾病在肝硬化中的比例也有所增加。其他可能导致肝硬化的疾病还包括长期酗酒导致的酒精性肝病，食用被黄曲霉毒素污染的食物，以及肝豆状核变性等。

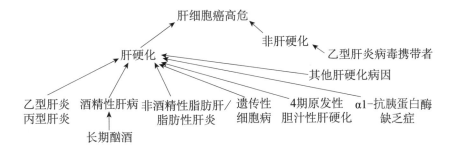

图4-3　肝细胞癌发生的高危因素

美国国立综合癌症网络肝胆肿瘤临床实践指南（2020版）、中国临床肿瘤学会《原发性肝癌诊疗指南2020》和《中华人民共和国国家卫生健康委员会医政医管局原发性肝癌诊疗规范（2019版）》推荐将肝细胞癌常规筛查人群定义为具有以下任意一项危险因素的人群：

①所有病因引起的肝硬化人群；

②非肝硬化乙型肝炎病毒感染者，满足如下任意一条表现：

活动性肝炎［血清谷丙转氨酶（alanine aminotransferase，ALT）升高

及／或高<mark>病毒载量</mark>]；

有肝癌家族史；

40 岁以上亚洲男性；

50 岁以上亚洲女性。

具体到我国，鉴于 40 岁以下早期肝癌患者预后更佳，以及依照对 35 岁以上乙型肝炎病毒感染患者的肝细胞癌筛查能降低死亡率的临床证据，专家建议我国 35 岁以上的乙型肝炎病毒感染患者进行肝癌筛查。

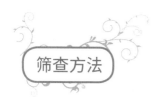

筛查方法

如何进行肝癌筛查呢？其实，<mark>肝癌筛查相对来说是比较简便的，只需要进行普通的腹部 B 超加上抽血检查甲胎蛋白（alpha fetoprotein，AFP）就可以了。</mark>

B 超检查具有简便、实时、无创、敏感的特点，且价格低廉，可以显示肝脏占位的部位、大小、形态，协助诊断和鉴别诊断。目前所有的指南均将其列为主要推荐。但是超声受操作者水平影响较大，最好选择在有经验的医疗机构进行超声检查。

除了影像学检查，血清肿瘤标记物甲胎蛋白也是肝癌早期筛查的有力武器。甲胎蛋白是一种糖蛋白，主要由胎儿肝细胞及<mark>卵黄囊</mark>合成。甲胎蛋白在胎儿血液循环中具有较高的浓度，出生后则下降，至出生后 2～3 个月甲胎蛋白基本被白蛋白替代，血液中较难检出，因此在成人血清中含量极低。甲胎蛋白与肝癌及多种肿瘤的发生发展密切相关，是肝细胞癌证据最充分的肿瘤标志物，临床上可以用于原发性肝癌的诊断及疗效监测。甲胎蛋白检测价格便宜且使用简便，对于高危人群，在超声检查的同时使用甲胎蛋白检测可提高对肝细胞癌的检测准确性。不过，需要注意的是，甲胎蛋白在约 30% 的肝癌患者中水平正常，尤其是早期肝癌患者。因此，单纯进行甲胎蛋白检查，水平正常，并不能保证就没有肝癌，还是要结合 B 超检查综合判断，不推荐单独使用！

综合腹部超声和肿瘤标志物 AFP 检查作为肝癌筛查的初筛，不同的医疗机构定价可能会有一些差别，一般价格在几百元左右。

看到这里，您是否想要马上去医院进行体检了呢？如果您就诊的是肿瘤专科医院，建议挂消化肿瘤内科的号；如果就诊综合医院则建议挂消化内科的号。当然，如果所就诊的医院有专业的体检中心，甚至是早癌筛查中心，则是更好的选择。

随访安排

推荐存在肝细胞癌高危因素的人群每 6 个月进行 1 次超声检查联合血清甲胎蛋白检测。

研究结果表明：筛查间隔时间为 6 个月与筛查间隔时间为 12 个月相比，6 个月的间隔时间可以将 HCC 的检测灵敏度由 50% 提高到 70%。将筛查时间从 6 个月减少到 3 个月，并不能使肿瘤患者早期病变的检出率升高。总之，6 个月的筛查间隔时间，被认为是高危患者最佳的筛查时间。

小于 10mm 的肝脏结节很难通过影像检查明确定性，通常不是肝细胞癌，对于这些患者推荐第 1 年内每 3 个月复查超声及甲胎蛋白，之后每 6 个月进行 1 次超声检查。

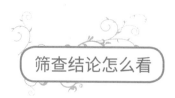
筛查结论怎么看

对于血液肿瘤标记物 AFP，需要关注数值。不同的医疗机构实验室正常数值可能不同，注意看自己的数值是否在正常上限以上。

通常认为甲胎蛋白＞200ng/ml 对于诊断肝癌有重要意义，但是该水平可能会漏诊较多的患者。一项关于使用血清蛋白标志物早期筛查肝癌的研究显示，以 AFP 100ng/ml 为界值，特异性高达 99%，但敏感性只有 31%，也就是说，以 100ng/ml 作为诊断肝癌的标准，100 名患者中只会误诊 1 人，但 100 名真正患肝癌的患者中，69% 可能被漏诊。因此，凡是发现甲胎蛋白水平高于正常上限，都要结合 B 超进行综合判断。如果甲胎蛋白水平升高同时 B 超未发现占位，需要每 3 个月复查 1 次。甲胎蛋白水平的变化也很重要，与固定界值如 200ng/ml 相比，甲胎蛋白进行性升高，每月升高水平≥7ng/ml 可能是诊断肝细胞癌更有效的诊断指标。

阅读 B 超报告单时，需要关注是否在肝脏上见到"结节""占位"等描述。有经验的 B 超医生可能会对见到的结节进行初步的定性判断，如考虑"血管瘤""肝 Ca（肝癌）""HCC"等。很多人的 B 超报告上可能会提示"肝囊肿"，这是一种良性病变，一般不需要特殊处理，不必担心。

对血清甲胎蛋白升高，或超声发现肝脏结节≥10mm 者，推荐使用腹部多时相 CT 或核磁共振检查进行鉴别。如果影像学表现符合肝细胞癌的典型特征即可确诊。如果影像学表现不典型，推荐使用另一种检查方式进行替代检查（如果首次检查是核磁，则进行 CT；如首次检查是 CT，则进行核磁检查）。如果影像学表现符合肝细胞癌的典型特征即可确诊，如果不典型，则需要进行活检。

如活检结果阴性但并不能排除肝细胞癌，则需要进一步监测排查，如每3～6个月进行1次超声检查。如果病灶在随访期间增大，但仍无典型的肝细胞癌特征，推荐再次进行活检，排查流程见图4-4。

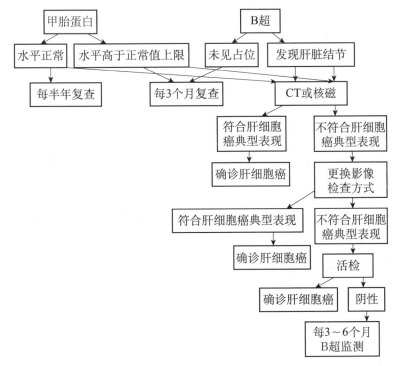

图4-4　肝癌排查流程图

为了预防肝细胞癌，我们可以从以下几个角度着手：

①预防乙型肝炎病毒和丙型肝炎病毒感染：推荐所有新生儿和高感染风险人群接种乙型肝炎病毒疫苗，避免不必要的注射和输血等；

②对适合接受治疗的慢性病毒性肝炎患者进行治疗，控制肝炎病毒

复制;

　　③避免接触环境毒素和食用被黄曲霉毒素污染的食物;

　　④戒烟、戒酒或减少饮酒;

　　⑤控制体重,糖尿病患者控制血糖。

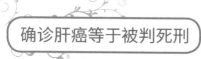

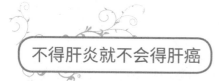

　　肝癌被称为"癌中之王",预后极差,晚期患者生存时间常不足半年。因此,不少人认为确诊肝癌等同于被判死刑。然而,同种癌症,不同分期,预后差别很大。肝癌如果可以在早期确诊,经手术治疗,预后远远好于晚期肝癌。像前面所说的满阿姨这种基础肝功能好、肿瘤单一且体积较小的情况,5年生存率甚至可以达到80%以上。因此,对高危人群定期体检、早期诊断,是提高患者生存率的重要手段,一定要引起注意。

不得肝炎就不会得肝癌

　　病毒性肝炎是肝癌最常见的危险因素,但是不得肝炎并不意味着就有了肝癌的"免死金牌"。除了病毒性肝炎之外,各种原因导致的肝硬化、长期食用被黄曲霉毒素污染的食物、长期接触某些化学物质、长期酗酒等因素都会增加肝癌的风险。在我国,除了病毒性肝炎是导致肝硬化的最常见原因,随着人民物质生活水平提高,过量饮酒导致的酒精性肝炎、酒精性肝硬化和肥胖导致的脂肪肝性肝炎、脂肪性肝硬化,也同样是肝癌的高危因素，相关人群需要在生活方式上调整的同时注意进行肝癌筛查。

肝癌手术后就安全了

肝癌通过手术方式进行根治治疗，可以极大改善肝癌患者的生存质量。但是，肝癌患者手术之后并非万事大吉。肝癌切除术后 5 年肿瘤复发转移率高达 40%～70%，即使是术后 5 年以后，也仍然有小概率会发生复发转移。论其原因，一方面，患者术前可能已经存在微小的播散灶；另一方面，绝大多数肝癌患者有肝硬化背景，因此即使原有肝癌病灶经手术切除不再复发，仍然有可能会出现新发的肝癌病灶。因此，所有患者术后都需要接受密切的复查随访，以早期发现复发转移或新发肝癌病灶。早期发现，才有更多的治疗机会。一旦早期发现肿瘤复发，可以根据复发肿瘤的特征选择再次手术切除、局部消融治疗、TACE、放疗或者全身治疗，从而延长生存时间。

除了定期复查，按照医生建议进行术后治疗也很重要。对于有乙型肝炎病毒感染的肝癌患者，进行抗病毒治疗可以减少复发，延长生存时间。

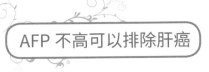

AFP 不高可以排除肝癌

尽管绝大多数肝癌患者会出现血清甲胎蛋白的升高，但是仍有部分肝癌患者甲胎蛋白水平正常。单纯依靠血液肿瘤标记物筛查肝癌可能会导致漏诊。因此，为了提高肝癌的检出率，推荐同时联合血清甲胎蛋白检测和腹部 B 超检查。

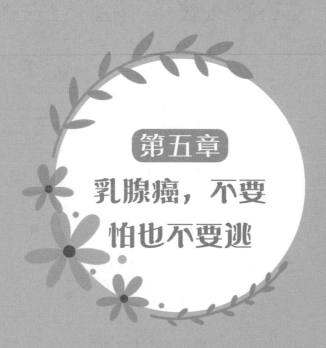

第五章

乳腺癌，不要
怕也不要逃

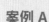

案例 A

贻误治疗太遗憾

王女士 42 岁时，在国外一家公司工作。她很受领导重视，公司很多重要的方案都交给她来做，在与客户谈话时她总能思路清晰地权衡利弊，为公司签下一个又一个合同。

一年前她无意间在左侧乳房摸到了一个花生大小的肿物，但由于工作繁忙，也没把它当回事。后来结节逐渐长大，长到红枣大小。她在网上查了一下，觉得可能是囊肿，还是没理会。后来肿物继续长大，长到鸡蛋大小，她有点儿紧张了，去医院进行检查、活检之后诊断了乳腺癌，三阴性。国外医生建议她先化疗再手术，但是她觉得化疗、放疗、手术伤害太大，治标不治本，于是托人四处寻访名医，最后去了一家"知名"的自称有家传秘方的诊所诊治。

吃了好多自制药后，她乳腺上的肿物却越来越大。开始她觉得是药物还没起效，后来她觉得是药物起效过程中的正常表现，肿物越长越大，直至像一个足球一样挂在胸前。她整个人也变得消瘦，乏力，面容憔悴，失去了往日优雅知性的风采。

国外的医生觉得她病情太重，也不愿再给她诊治。她无奈之下回到国内，来到北京肿瘤医院乳腺内科。住院以后医生给她完善了相关全身分期检查，发现她除了有乳腺巨大的肿物之外，还有双肺多发的转移，胸腔积液，重度贫血。

医生给她输了红细胞，适当纠正了贫血，引流了胸水，建议她进行化疗，联合抗血管生成的靶向药物，提高化疗疗效，同时也跟她本人及家属交代了化疗的不良反应和风险。

这次她没有再拒绝，接受一个周期的治疗后，她乳房上的巨大肿块就明显变软缩小了。又继续治疗了几个周期，肿物持续缩小，她的状况也明显好转。在多个治疗周期后，她的乳腺肿瘤基本变瘪、变平，胸部 CT 上看上去就像做了手术切除一样。

　　但是在肿瘤基本消失之后，她也"消失"了。她觉得治好了可以停药了，很长时间没再来医院复诊，直至肿块又长起来了才又回到医院。后续又反复治疗了几个月，她的病情再次加重，化疗方案无效，最终抱憾离开了。

　　这么一个受过高等教育的人，从不进行体检，将自己的病从可以手术拖到巨大肿块，从早期拖到晚期，还不相信正规医学，不规范接受治疗，也真是令人扼腕叹息！

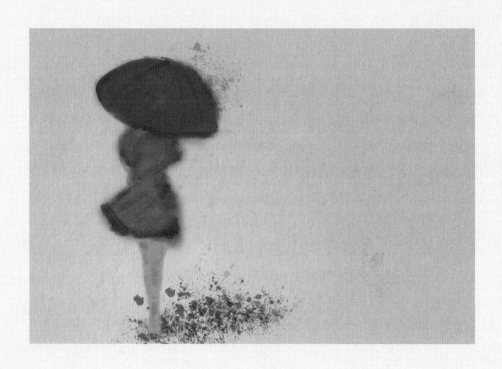

案例 B

早诊早治迎新生

李女士今年 45 岁,是一名大学教师,儿子今年考上了重点初中。暑假的时候他们一家三口带上孩子的姥姥姥爷到海边好好儿玩了几天。看着在海边戏水的儿子和爱人,遮阳伞下休息的父母,吹着温柔的海风,她的思绪飘到了 5 年前。

单位又开始组织体检了。每年组织体检,她都会积极参加,拍胸片,做 B 超、抽血化验、做心电图,一样也没落下,都没发现什么问题。这次体检她也一样认真对待。项目都做完以后,她发现比往年多了一项检查,乳腺钼靶 X 射线摄影检查。听同事说,40 岁以上的女职工都建议做。她想既然建议做那就做。过了几天,体检报告出来了,其他项目都没有提示什么问题,唯独新做的这个乳腺钼靶提示右乳有不规则肿块影和微小钙化点,建议穿刺活检明确。

李女士当时脑袋"轰"的一下,心里瞬时就慌了。不会真的有什么问题吧。孩子才上小学一年级,父母年纪也大了,就她一个女儿,如果真的是恶性的,真不敢往下想……生活为什么要和她开这个玩笑!她不敢跟父母和孩子说,赶紧拉着丈夫到医院去看。医生给她尽快安排了乳腺 B 超及穿刺活检。

一周后病理出来了,果然是恶性的。乳腺浸润性导管癌,I 级,伴中等级别导管原位癌,免疫组化:ER(中 +95%),PR(强 +95%)HER2(I+),Ki-67(+5%)。医生跟她解释说她的乳腺肿物目前在片子上看起来比较小,Icm 左右,乳腺癌的类型也是最好的一种类型,体检时她做了其他的检查也没发现远处转移,因此目前是早期乳腺癌,可以直接手术。因为肿瘤也比较小,可以选择做保乳手术,术后根据病理和分期情况再看要不要补充术后治疗。

手术顺利做完了,术后病理乳腺肿瘤也只有 I.2cm,腋窝淋巴结也没有转移。医生说她的分期很早，分子分型也很好，不需要做化疗，但是因为做的是保乳手术，需要做放疗，还需要口服一种药物预防以后的复发，而且这个药要吃5年。因为她的肿瘤是激素受体阳性的，属于内分泌依赖性的肿瘤。只要好好吃药，做好定期复查，很有希望根治。

经历完这一个月左右的检查、穿刺、等病理、做手术，也熟识了同病房的病友，李女士已经比之前平静了很多。命运既然如此，也只能坚强面对。她按照医生的要求进行术后康复，完成了一个月的乳腺的放疗，一天两次地吃着医生给开的药，定期去医院检查、复诊，正常去上班、上课，好像生活也没有什么改变。

如今5年过去了，她上周去医院复查，医生说一切指标都很正常，可以考虑停药了，以后每年做一次体检复查就可以了。她走出医院，感觉天格外蓝，仿佛获得了第二次生命。而现在，在海边漫步，有家人陪伴守护，她觉得生活真是太美好了！

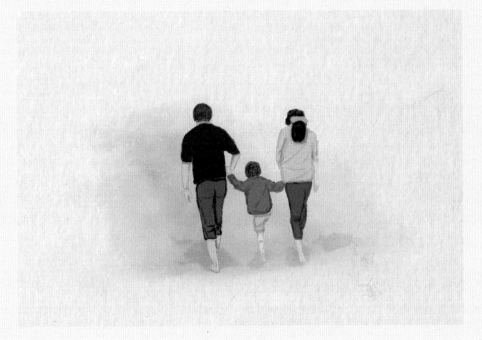

早早期症状

可以没有任何症状

查出来是早期，大不一样

不同分期的乳腺癌预后不同，治疗目标也不相同。早期乳腺癌通过手术、术后的辅助治疗（根据术后分期分型，满足指征时进行，包括化疗、放疗、内分泌治疗、靶向治疗等）有很大机会实现治愈，所以早期乳腺癌以治愈为主要治疗目标。而晚期乳腺癌因为出现了远处脏器的转移，无法达到根治，主要以提高生活质量、延长生存期为主要治疗目标，见表5-1。

表5-1 各期乳腺癌表现、治疗、预后与经济负担

乳腺癌	早期-中期 （Ⅰ~ⅢA期）	局部晚期 （ⅢB/C期）	晚期 （Ⅳ期）
肿瘤大小	多数<5cm	可>5cm 或<5cm 但肿瘤侵犯皮肤或胸壁	可任意大小
淋巴结转移	伴或不伴淋巴结转移	伴腋窝淋巴结转移或内乳、锁骨区淋巴结转移	可伴或不伴淋巴结转移
远处转移	无	无	肝、肺、骨、脑等转移
症状	无症状	轻度症状，不影响日常生活	可能影响日常生活
手术治疗	可直接手术治疗或药物治疗后手术	不能手术，或药物治疗后争取手术	无法手术根治
化疗	部分需要	需要	需要
放疗	保乳术后需要；乳房全切术后部分患者不需要	可能需要姑息放疗减轻症状	部分骨转移、脑转移患者具有指征时需要
住院时间	不确定，目前医院周转快，多数住院时间不长		
经济负担	不同分型治疗不同，花费不同，多数治疗医保报销	不同类型花费不同，一般不会特别高	不同类型花费不同，需长期治疗，较多药物需自费，花费高
5年生存率	85%以上	小于80%	21%左右

世界卫生组织（WHO）提出的可治愈的癌症的定义为：给予患者充分的治疗，患者有很大的可能性在停止治疗后 10 年内处于无疾病状态的癌症，最终患者死于其他原因而非癌症。WHO 已明确指出如果在早期得以发现并给予充分治疗，诸如乳腺癌、宫颈癌等癌症是可以被治愈的。

临床研究已经证实，治疗时分期越早，乳腺癌生存率越高。根据国际癌症组织统计的数据，乳腺癌患者总体 5 年相对生存率为 89.9%，其中原位癌的 5 年生存率为 98.8%，早期浸润癌的 5 年生存率为 85.5%，而晚期浸润癌的 5 年生存率仅为 21% 左右。早期乳腺癌，分期越早，术后越不容易复发，也更有可能达到治愈。5%～10% 的乳腺癌在诊断时伴有远处转移，也就是诊断即晚期，还有些乳腺癌在肿块比较大的时候偶然间被发现，而乳腺癌一旦长大到可以被触及，可能已经失去了最容易治愈的机会。所以如果能够通过筛查将乳腺癌在早期甚至极早期的时候就诊断出来，及时接受规范治疗，就有很大可能治愈。就像我们案例 B 中的患者，通过普查发现乳腺癌，分期特别早，术后 10 年仍然未复发，基本达到临床治愈，重享幸福人生。

早诊早治是提高乳腺癌治愈率的最佳途径。20 世纪 70 年代以来的大量随机对照研究越来越明确地证明，乳腺癌是继宫颈癌之后又一可以通过普查降低死亡率的恶性肿瘤。美国、日本等发达国家自 20 世纪末先后制定并推行了女性乳腺癌群体筛查指南，从而将乳腺癌 5 年生存率提高到 89%，而其中亚裔乳腺癌的 5 年生存率似乎更高，能达到 91.1%。

中国女性与西方欧美国家女性相比，其乳房具有不同的特点，体积普遍偏小，多属于致密型乳腺，且中国女性乳腺癌发病高峰年龄起始于 40～50 岁，比西方国家提前 5～10 岁。

除此之外，早期乳腺癌的治疗费用也远比晚期乳腺癌要低，从而也能减少在乳腺癌治疗上的医保财政支出。

认识乳腺癌

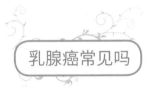

乳腺癌常见吗

乳腺癌是发生于乳腺组织的一类恶性肿瘤，是女性发病率最高的恶性肿瘤。2015 年，我国乳腺癌发病率达 45.29/10 万人，同年我国女性新发肿瘤中，约 17% 为乳腺癌，新发乳腺癌达 30.4 万例（城市 20.5 万例，农村 9.9 万例）。我国新发乳腺癌的高峰年龄段为 45～59 岁，城市发病率更高。虽然近年来，我国乳腺癌发病率呈逐年上升的趋势，但乳腺癌预后较好，5 年生存率达 83.2%，是所有肿瘤之首。对于女性患者，乳腺癌的死亡率仅位于第五位，死亡率为 10.5/10 万人。所以，尽管乳腺癌发病率上升，但随着治疗手段的完善，预后越来越好。我国乳腺癌的死亡率保持平稳，无上升趋势。

乳腺癌的常见症状

乳腺癌早期症状可以不明显，有时可以在乳腺上摸到肿块，大多不伴有疼痛。有些患者同时有乳腺胀痛，可能是由于内分泌紊乱引起的，与摸到的肿块无关。有些早期乳腺癌首发症状为乳头溢液，单孔血性溢液较多。"酒窝征"可在早期乳腺癌中出现。所谓"酒窝征"就是乳腺皮肤出现一个小凹陷，像小酒窝一样。产生的原因是连接乳腺皮肤和深层胸肌筋膜的悬韧带受到乳腺癌的侵犯而缩短并失去弹性，牵拉相应部位的皮肤形成酒窝样的皮肤凹陷。乳腺癌若位于或接近乳头部位，可引起乳头回缩。

肿瘤距乳头较远，乳腺内的大导管受到侵犯而短缩时，也可引起乳头回缩或抬高。乳腺癌侵犯到皮肤时可能会出现乳腺皮肤水肿、增厚，因乳腺皮肤有密集的毛囊分布，而毛囊处的皮肤与皮下组织连接较为紧密，不能随周围皮肤一起肿胀起来，于是出现密集的点状凹陷，酷似橘皮，被称为"橘皮征"。需要注意的是，有3%～8%的乳腺癌无论在查体还是相关影像学检查中乳腺均没有异常，仅仅表现为腋窝淋巴结的肿大，称为腋窝转移性乳腺癌或隐匿性乳腺癌，见图5-1。

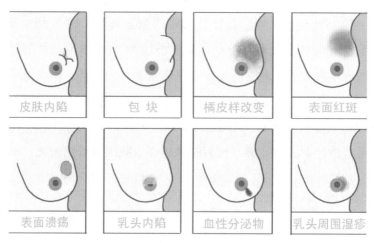

| 皮肤内陷 | 包 块 | 橘皮样改变 | 表面红斑 |
| 表面溃疡 | 乳头内陷 | 血性分泌物 | 乳头周围湿疹 |

图5-1 乳腺癌的乳房表现

乳腺癌的病因

绝大多数乳腺癌患者的病因尚不清楚。然而，已经有许多危险因素被确认与乳腺癌的发病相关。这些危险因素包括：女性；患者年龄的增加；家族中有年轻时就诊断为乳腺癌的患者；月经初潮早（早于12岁）；绝经晚（晚于55岁）；月经周期短（小于25天）；第一次活产时年龄较

大；长期口服避孕药或接受激素替代治疗；携带突变基因，如 BRCA1/2
基因、CHEK2 基因等（可以通过抽血进行基因检测）。还有其他危险因
素包括过量饮酒、肥胖、曾接受过胸壁放疗、乳腺密度增加、患有其他
乳腺疾病（如乳腺重度不典型增生等）。见表 5-2。除女性和患者年龄增
加与大部分乳腺癌的发生相关外，其他危险因素只与少数乳腺癌的发病
相关。

表5-2　乳腺癌风险因素

相对风险（RR）<2	相对风险（RR）2-4	相对风险（RR）>4
月经初潮早	一级亲属乳腺癌病史	BRCA1 和 BRCA2 基因突变
绝经晚	CHEK2 基因突变	小叶原位癌
未经产	生育头胎时大于 35 岁	不典型增生
雌激素和孕激素	增生性乳腺疾病	30 岁之前接受过射线照射
激素替代治疗	钼靶乳房密度高	
饮酒		
绝经后肥胖		

乳腺癌的分类分型

乳腺癌分为非浸润癌和浸润性癌。非浸润癌又称为原位癌，可分为小
叶原位癌、导管原位癌和乳头湿疹样癌，预后较好。浸润性癌又分为浸润
性非特殊性癌和浸润性特殊性癌。浸润性非特殊性癌包括浸润性导管癌、
浸润性小叶癌、硬癌、单纯癌等，此型最常见，约占 80%。浸润性特殊
癌包括乳头状癌、大汗腺癌、鳞状细胞癌、髓样癌、腺样囊性癌、黏液腺

癌等。除上述常见的病理组织分型外，还有一些罕见的类型，如梭形细胞癌、印戒细胞癌等。见图5-2。

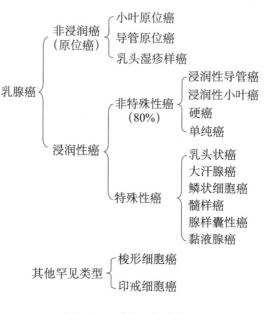

图5-2　乳腺癌的病理类型

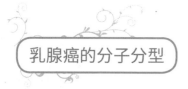

活检切除的乳腺组织标本需进行病理检测来明确分子分型。

　　一些乳腺癌需要激素才能生长，这些癌症有针对雌激素和（或）孕酮的激素受体。如果激素受体检测显示乳腺癌有这些受体，称为激素受体阳性的乳腺癌，通常推荐进行激素治疗即内分泌治疗作为治疗方案的一部分。一些乳腺癌有大量的 HER2（人表皮生长因子受体2）的蛋白质，该蛋白质会帮助癌症生长。HER2 检测可显示女性乳腺癌是否有大量HER2。如果有，称为 HER2 阳性的乳腺癌，进行 HER2 的靶向治疗可能是一个不错的治疗选择。若雌激素受体（ER）、孕酮受体（PR）及HER2都不表达，都是阴性的，则为三阴性乳腺癌。根据美国2014年大样本流行病学数据，超过80%的乳腺癌患者为激素受体阳性，20%～25%的乳腺癌患者为HER2阳性，三阴性乳腺癌占总乳腺癌人群的10%～15%。见图5-3。

表5-3　乳腺癌的分子分型

分子分型	HR（ER、PR）	Her-2
三阴性	-	-
HER2 阳性	+/-	+
HR 阳性，HER2 阴性	+	-

不同分子分型患者的预后不同，其中激素受体阳性、HER2阴性的乳腺癌侵袭性较弱，发展相对缓慢，术后不易出现复发转移，为所有分型中预后最好的乳腺癌。HER2阳性乳腺癌侵袭性强，在抗HER2靶向药物出现之前预后较差，但随着近年来众多抗HER2药物的出现极大地改善了早期和晚期HER2阳性乳腺癌的预后，目前HER2阳性乳腺癌的总生存率已经达到甚至超过了激素受体阳性HER2阴性的乳腺癌。三阴性乳腺癌因为本身侵袭性强，易出现内脏转移，又缺少治疗靶点和手段，目前是预后相对最差的一种分型。

乳腺癌的分期

乳腺癌分期取决于乳腺肿瘤的大小以及是否已扩散至淋巴结或身体其他部位。临床上最常见的肿瘤分期方法是TNM系统，即根据肿瘤（T，

Tumor）的体积及侵犯位置（见图5-3）和是否有淋巴结（N，Lymph Node）转移和是否有远处转移（M，Metastasis），将乳腺癌分为0期、Ⅰ期、Ⅱ期、Ⅲ期、Ⅳ期乳腺癌。Ⅰ期是早期乳腺癌，Ⅳ期癌症是已经扩散至身体其他部位（如肝、肺等）的晚期癌症。通常在手术切除乳房和一个或多个腋下淋巴结中的肿瘤后才能确切知道分期。

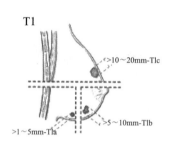

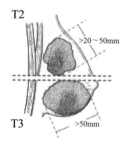

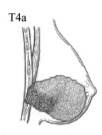

T1指肿瘤大小≤2cm

T2肿瘤大小2～5cm
T3肿瘤大小>5cm

T4指肿瘤直接侵犯胸壁或皮肤或炎性乳癌

图5-3　乳腺癌不同分期的侵犯情况

0期：0期是原位癌。癌变只局限在乳腺导管内，还没有通过乳腺导管扩展到正常乳腺组织内，是乳腺癌的早期病变。

Ⅰ期：一般称为早期乳腺癌，乳腺肿瘤不超过2cm。癌症尚未扩散至淋巴结。

Ⅱ期：一般称为早中期乳腺癌，肿瘤直径2～5cm。有些情况下，肿瘤已扩散至同侧的腋窝淋巴结；或肿瘤直径大于5cm，但癌细胞尚未扩散至腋窝淋巴结。

Ⅲ期：肿瘤直径超过或不超过5cm，或转移至皮肤或胸廓；癌细胞已经扩散至腋下淋巴结，而且这些腋下淋巴结可能会互相融合在一起；或者癌细胞可能已扩散至胸骨后（内乳区）的淋巴结。如果肿瘤已经转移至皮肤或胸廓，或者已扩散至胸骨后（内乳区）和腋下的淋巴结，或者扩散至锁骨上或下的淋巴结，此时乳腺癌为ⅢB/C期乳腺癌，即常说的局部晚期乳腺癌。

Ⅳ期：一般称为晚期乳腺癌。肿瘤可为任意大小，癌症已扩散至身体其他部位，例如肺、肝、骨或脑。

简单地说，0期是早期，癌变只局限在乳腺导管内。早期乳腺癌包括Ⅰ期Ⅱ期和部分Ⅲ期，可以直接手术或者通过术前治疗使肿瘤缩小之后再进行手术；如果Ⅲ期肿瘤已经转移到皮肤或者胸廓，或者已经扩散到胸骨后和腋下的淋巴结、锁骨上下的淋巴结，这就是局部晚期。Ⅳ期可理解为晚期，癌细胞已扩散到身体远处其他部位，如肺、肝、骨或脑等。

不恐惧，所有分期都有办法

有些患者在诊断乳腺癌时分期偏晚，已经不能手术，甚至已经出现了远处转移，还有一些早期乳腺癌患者术后经过标准治疗，几年之后依然出现了复发转移成为晚期乳腺癌。那晚期乳腺癌是不是就没治了呢？答案是否定的！其实，晚期乳腺癌在众多实体瘤中也是预后很好的一种，从乳腺癌发病率第一而死亡率却排在第五也能看出来。只不过晚期乳腺癌的治疗目标不是根治，而是减轻症状、提高生活质量、延长生存期。

而且近年来乳腺癌领域有很多新药涌现，尤其是HER2阳性乳腺癌，很多抗HER2靶向药物，如曲妥珠单抗、帕妥珠单抗、甲磺酸阿帕替尼片、恩美曲妥珠单抗等已经显著延长了HER2阳性乳腺癌的总生存期，目前这些药物都已经在中国上市，很多已经纳入医保范围。有些患者在经过抗HER2治疗之后已经使症状完全缓解，转移病灶消失，无病灶的状态下持续生存已远远超过5年甚至接近10年，根据WHO的定义甚至可以称为治愈。这些喜人的数据意味着患者生存质量的极大改善，有些患者可以重新回归社会角色，重享天伦，重回工作岗位。

名词解释
标准治疗：指的是根据肿瘤分型和分期制订的术后辅助治疗方案，包括化疗、放疗、内分泌治疗以及靶向治疗等。

包括激素受体阳性的乳腺癌，现在也有很多新的靶向药物，如CDK4/6 抑制剂药物，在联合内分泌治疗之后极大延长了患者的生存期，甚至三阴性乳腺癌目前也有免疫抑制剂、PARP 抑制剂以及最新研究报道的抗体药物偶联物（ADC 药物），较之前以化疗为主的时代也进步了不少。所以，中晚期的患者不要恐惧，更不要放弃，只要在正规医院配合医生规范治疗，拓展生命的长度和广度还是很有希望的，甚至创造治愈的奇迹也不是没有可能。

认识乳腺癌筛查

乳腺癌筛查是通过有效、简便、经济的乳腺检查措施，对无症状女性开展筛查，以期早期发现、早期诊断及早期治疗。

机会性筛查：指个体主动或自愿到提供乳腺筛查项目的医疗机构进行相关检查。

群体性筛查：指社区或单位实体有组织地为适龄女性提供乳腺检查。比如，政府组织的"两癌筛查"，或单位每年为职工提供的体检包含的乳腺检查项目。

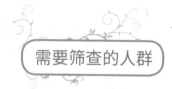

需要筛查的人群

前面已经介绍了乳腺癌的病因及与乳腺癌相关的一些高危因素，那么根据是否具备乳腺癌高危因素可以将女性分为乳腺癌一般风险与乳腺癌增高风险女性。这两种人群的筛查方法和频率会有所不同，所以应该给予区分。符合下述条件之一的女性就属于我们所说的乳腺癌高危人群了：

① 一级亲属 50 岁以前患乳腺癌；

② 两位以上一级或二级亲属患乳腺癌或卵巢癌；

③ 自身或一级亲属携带有 BRCA1/2 基因致病性遗传突变；

④ 既往有乳腺导管或小叶不典型增生或小叶原位癌的患者；

⑤ 既往有过胸部放疗史（10～30 岁）。

必须明确的是，乳腺癌患者中真正有明确危险因素的只占 30% 左右，很多乳腺癌患者并没有明确的危险因素，只是占据了女性和年龄两个因素。具备危险因素不代表一定会患癌，不具备危险因素也不代表一定不会患癌。所以虽然高危人群是乳腺癌筛查的重点对象，但现行的普查和宣教工作仍应以全体女性为对象。

筛查方法

乳腺癌筛查常用的筛查方法包括乳腺体检和乳腺自检，检查项目有乳腺钼靶 X 射线检查、乳腺超声检查、乳腺核磁检查，可在单位体检时进行筛查，或就诊于医院乳腺外科或普外科由医生开检查单筛查。

① 乳腺钼靶 X 射线检查

乳腺钼靶 X 射线检查是目前诊断乳腺疾病的首选和最简便的无创性检测手段，分辨率高，重复性好，留取的图像可供前后对比，不受年龄、体形的限制，已作为常规的检查。而且乳腺 X 射线检查是目前唯一被随机对照研究证实能有效降低 40 岁以上乳腺癌死亡率的检查方法。因此，推荐其作为一般风险女性的主要乳腺癌筛查方法。研究证实它可以检出 90% 的无症状乳腺癌，可以比临床症状出现早数年发现乳腺癌。但乳腺 X 射线对 40 岁以下及致密乳腺的诊断准确性欠佳，不建议对 40 岁以下、无明确乳腺癌高危因素或临床体检未发现异常的女性进行乳腺 X 射线检查。

❷ 乳腺超声检查

超声检查有很多 X 射线检查不具备的优点，超声检查没有放射性损害，可以显示病灶的细微结构以及病灶与周围组织的关系，还可以通过分析病灶的血供特点对病灶的性质进行更准确的判断，区别病灶的囊性、实性是超声检查的突出优势。越来越多的证据表明在乳腺 X 射线检查基础上联合乳腺超声检查，较单独应用乳腺 X 射线检查能提高乳腺癌的检出率，尤其是针对乳腺 X 射线筛查提示致密型乳腺的患者。因此，对乳腺 X 射线提示致密乳腺及 40 岁以下的女性推荐补充乳腺超声筛查。

❸ 乳腺临床体检与乳腺自我检查

目前还没有有力证据支持乳腺体检单独作为乳腺癌筛查方法可以提高乳腺癌早期诊断率，降低死亡率。有随机临床对照研究提示，联合应用 X 射线和体检并不比单独应用 X 射线检查有更明显的优势。但也有研究表明，与可被钼靶 X 射线发现的乳腺癌相比，那些被 X 射线遗漏而被体检发现的乳腺癌往往更具有致命性。在经济欠发达、设备条件有限而无法常规进行乳腺癌筛查的地区，以及女性对该疾病认知度不充分的地区，体检仍可以作为乳腺癌影像学筛查前的初始手段，同时鼓励患者关注自身乳房，有异常变化及时到医院就诊。

❹ 乳腺核磁检查

乳腺 MRI 检查敏感性比乳腺 X 射线检查更高，但特异性更低，假阳性率较高，不作为一般风险女性的常规筛查手段，可作为乳腺 X 射线检查或乳腺超声检查发现疑似病例后的补充检查措施，或可与乳腺 X 射线联合用于 BRCA1/2 基因突变携带者等特定高危乳腺癌患者的筛查。

各种检查方法各有优势和特点，大家可参考表 5-4 进行选择。

表5-4 X射线、B超和核磁的对比

	X射线	B超	核磁
辐射	有	无	无
40 岁以下	准确性差	适合	高危女性适合
40 岁以上	准确性高	适合	高危女性适合

随访安排

没有高危因素的乳腺癌的一般风险女性，建议参照以下方案进行筛查。

25～39 岁建议每 1～3 年做一次乳腺临床体检，关注自身乳房，有异常变化及时到医院就诊，或者每年进行乳腺超声的群体筛查，比如参加单位体检。

40～70 岁的女性建议每年进行 1 次乳腺超声检查，每 1～2 年进行 1 次乳腺 X 射线检查，对乳腺 X 射线提示为致密型乳腺者，推荐与 B 超检查联合。

70 岁以上的女性适合进行机会性筛查，每 1～2 年进行 1 次乳腺 X 射线检查。停止筛查的时间点，需要考虑个人的身体健康状况、预期寿命以及各种并发症情况。如果并发症多，预期寿命有限，则可以不进行乳腺癌筛查。

针对乳腺癌高危女性，推荐起始年龄更早（＜40 岁）开展乳腺筛查，每年 1 次乳腺 X 射线检查，每 6～12 个月 1 次乳腺超声检查，每 6～12 个月 1 次乳腺体检，必要时每年进行乳腺核磁检查。

具体来说，对有早发乳腺癌家族史且自身携带有乳腺癌致病性遗传突变的高危风险女性，推荐每年 1 次乳腺磁共振检查。对 40～44 岁无早发乳腺癌家族史或不携带有乳腺癌致病性遗传突变的其他高危风险女性，推荐每年 1 次乳腺超声筛查；当乳腺超声筛查为阴性时，建议补充乳腺磁共振检查。45 岁以上其他乳腺癌高危风险女性，推荐每年 1 次乳腺 X 射线联合乳腺超声筛查；当乳腺 X 射线及乳腺超声筛查均为阴性时，建议补充乳腺磁共振检查，详见表 5-5。

表5-5　各筛查项目的筛查频率建设

筛查	X 线	B 超	核磁	临床体检
25～39 岁	不常规做	必要时做	不常规做	每 1～3 年
40～70 岁	第 1～2 年	每年	不常规做	每年
70 岁以上	每 1～2 年（可延长或根据自身情况停止）	—	—	—
高危女性＜40 岁开始	每年	每 6～12 个月	必要时每年（家族史且有遗传突变）	每 6～12 个月

注："—"指不常规做。

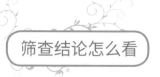

筛查结论怎么看

我们进行了乳腺癌筛查，拿到了检查报告之后，可能会有不同的结果。我们如何解读这些结果？需不需要进行下一步检查或治疗呢？

乳腺癌在乳腺钼靶中主要表现为高密度肿块和微小钙化，但这两种表现也不是乳腺癌所独有的，良、恶性肿块的影像和钙化点有一定差别。乳腺超声中乳腺癌肿块边界不整，呈锯齿状或蟹足状，内部回声不均，呈低回声区；肿瘤的纵横比大于 1，肿瘤内部可见沙粒样钙化；血流丰富，呈高速、高阻频谱。这些是高度怀疑乳腺癌的检查表现，但很多时候最常见的是乳腺超声和钼靶发现了乳腺结节，但不能明确判断良恶性。

乳腺影像报告和数据系统（BI-RADS）分级可以用来指导乳腺 X 射线、超声和乳腺 MRI 诊断，让放射科和超声科医师的诊断报告有章可循，也增加了他们和临床科室之间的默契，让临床医师看到检查结果后知道下一步应该建议患者做什么。一般来说BIRADS 3级的乳腺结节均考虑良性可能，恶性概率小于3%，有可能是乳腺纤维腺瘤等，建议短期3～6个月定期复查随诊；BIRADS 4级，恶性可能3%～94%，应该考虑穿刺活检排险恶性。见表5-6。

综上，我们只要根据自己的情况选择适合的筛查方式和筛查间隔，定期、长期地进行筛查，筛查以后到医院就诊，听从医生专业的建议就可以了。

表5-6　乳腺影像报告和数据系统分级

分级	良/恶性程度	超声特点/临床指导意义
0级	不完全评估	需其他影像学（钼靶、MRI）等检查进一步评估
1级	阴性	临床无阳性体征、超声未见异常
2级	良性	6～12个月复查
3级	可能良性	建议短期3～6个月复查
4级	可疑恶性	恶性可能性3%～94%，建议活检
		4A级：倾向良性，恶性率3%～30%
		4B级：倾向恶性，恶性符合率31%～60%
		4C级：恶性可能性较高，恶性符合率61%～94%
5级	高度可能恶性	恶性可能性＞95%，应积极采取适当的诊断及处理
6级	病检证实恶性	MRI检查做进一步评估，超声主要评估活检后的影像变化，或者手术及化疗前后影像变化

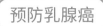

预防乳腺癌

乳腺癌的一般性预防方法：坚持健康生活方式，远离烟酒；合理饮食，减少不饱和酸的摄入，避免高脂食物；保持健康体重，坚持锻炼；适时生育，母乳喂养，避免长期使用雌激素；参加乳腺筛查，定期体检。

乳腺癌的化学预防：三苯氧胺是目前唯一获准可以用于乳腺癌预防的药物，但其有增加子宫内膜癌风险的可能，并可带来其他不良反应，只推荐用于有高危因素的，尤其是绝经前的女性。在已有乳腺癌的女性，三苯氧胺可以显著降低对侧乳腺癌的发病风险，不论原有乳腺癌的激素受体是阳性的还是阴性的。

预防性乳房切除：目前还没有对预防性乳腺切除进行过前瞻性随机对照研究。预防性乳腺切除应谨慎对待，对乳腺癌发病风险特别高的人群，包括携带 BRCA1/2 致病突变的人群也要由本人权衡利弊做出选择。

需要强调的是，乳腺癌的预防并不容易，我们应做好乳腺定期筛查。目前我国实际进行普查的人群比率还远远不够，我们还需要加大健康宣教力度，促进乳腺癌的早癌筛查，降低我国乳腺癌的病死率。

辟谣与真相

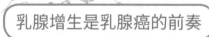

乳腺增生是乳腺癌的前奏

乳腺增生是女性最常见的乳房疾病，好发于中年女性，青少年和绝经后女性也有发生，主要症状为乳腺胀痛，伴或不伴乳腺结节，与内分泌功能紊乱密切相关。大城市职业女性中 50%～70% 有不同程度的乳腺增生。乳腺增生与乳腺癌都是乳腺上皮细胞的过快增长。不过乳腺增生是良性的，可控的细胞堆积，而乳腺癌则是恶性的，不受控制的细胞快速生长。绝大多数乳腺增生并不会进展为乳腺癌，不会明显提高乳腺癌发生的风险。临床上的乳腺癌患者常有乳腺增生病史，是因为我们几乎找不到没有乳腺增生表现的成年女性。乳腺增生的诊断一般不需要辅助检查，但辅助检查有助于排除其他伴随疾病，尤其是亚临床的乳腺癌。乳腺增生的治疗要以自我调节为主，药物治疗为辅，一般具有自限性。保持情绪平稳、缓解精神压力、调整生活规律，症状多可在数月内自行减轻，定期（6～12个月）复查和有症状改变时随时就诊。

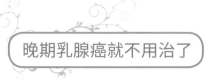

晚期乳腺癌就不用治了

答案是否定的！

乳腺癌在实体瘤中是预后较好的一种肿瘤，晚期乳腺癌目前认为是不可治愈，但可以治疗的疾病，通过规范的抗肿瘤治疗可以显著缓解患者的症状，改善生活质量，延长生存期。近年来很多新药涌现，尤其是很多抗HER2 的靶向药物的临床应用，显著延长了 HER2 阳性晚期乳腺癌的总生存期，甚至使晚期乳腺癌有变成慢性疾病的可能。

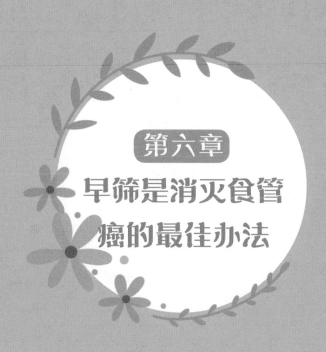

第六章

早筛是消灭食管
癌的最佳办法

案例 A

爱车胜过爱自己

2020 年 5 月的某个手术日，我和内镜医生分别做了一台食管癌的手术，两个患者住在同一间病房，年龄也相仿，但他们的手术方式和预后却大相径庭。

全哥刚满 50 岁，从事律师职业，拥有自己的事务所，是一位事业如日中天的成功人士，最爱玩车，各种好车经常换，一有空就研究改装和保养，当然工作也非常繁忙。他年轻时经常废寝忘食，吃饭没有准点，等到有机会吃饭时，狼吞虎咽式的饱餐成了家常便饭。用他自己的话来说，吃饭像是倒进去似的，很容易吃得太撑。作为北方人的他，还喜欢吃腌制的食物，喜欢吃刚出锅滚烫的面条和饺子。自从他成了律所的高级合伙人之后，几乎每天晚上都要应酬，也因此染上了酒瘾，每次应酬完回家还要再喝点儿，直至第二天清晨才开始睡觉。对他来说一天可能是从下午开始的，而这样的情况已经持续 5 年以上了。

在被确诊的前几个月他出现了反酸和烧心的症状，越来越严重，逐渐发展成进食已经不那么顺畅了。在家人的一再劝说下，他去做了上消化道内镜（俗称胃镜）检查，发现在食管距离门齿 35～43cm 的地方出现了黏膜红肿、粗糙、糜烂并伴有肿物形成，活检病理最终诊断为鳞状细胞癌，同时贲门处伴有黏膜的红肿和慢性炎症表现，是胃食管反流病的镜下表现。

惜命的他想到还有父母要赡养，一下子慌了神，辗转多家医院，做了很多检查。超声内镜提示食管的肿瘤已经累及第 3 层，同时伴有周围的淋巴结肿大。全身 PET-CT 提示肿瘤的累及范围有 8cm，同时伴有下段食管旁的淋巴结活性增高，最大 SUV 7.4，且整个食管的走形区域和胃周围有多发的小淋巴结，是否转移在影像学上尚无法界定。好在全哥的食管癌并未出现远处脏器的转移，肿瘤和区域转移的淋巴结尚未侵犯重要结构，疾病的分期还在可手术切除的范围之内，预计能做根治手术。这个时候我建议他先做新辅助化疗，再做手术，再三考虑下，全哥选择了先进行手术切除。

术后他的疾病分期跟术前预计的一样，是存在淋巴结转移的Ⅲ期食管癌。不幸的是，清扫淋巴结的过程中左侧喉返神经受到损伤，导致他术后出现了声音嘶哑，刚开始时严重到无法通过电话和别人交流。术后他按原计划继续做了化疗和放疗，所承受的痛苦比手术还要强烈很多，也导致他的生活质量急剧下降，整个人看起来一下子苍老了十几岁。

全哥现在术后已经快一年了，已经可以接打电话，但声音仍然是嘶哑的状态，对他的工作有很大的影响。同时他也在小心翼翼地进行每次复查。现在他逢人便说，车都需要检修保养，身体更是需要。如果他自己当初也知道胃镜筛查的意义，定期做了筛查，这样的悲剧或许就不会发生。

名词解释
肿瘤根治手术后的治疗称为辅助治疗，新辅助治疗是相对辅助治疗来说的，也称术前治疗。

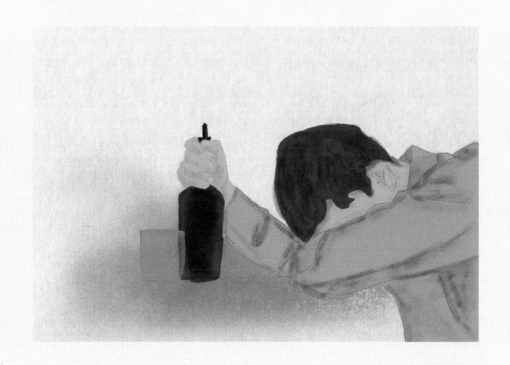

案例 B

幸运有幸运的原因

　　和全哥同一天做手术，住在邻床的张阳（化名）也是食管癌患者，他却是全病房最被大家羡慕的人。张阳也才 46 岁，并不处在肿瘤的高发年龄段。但因为张阳的父亲 6 年前曾罹患食管癌，也在我们科室做过手术，他经常陪父亲来医院进行复查，耳濡目染，对食管癌的疾病知识了解是比较多的，父亲的病对他也有很强的警示作用，因此 6 年前，他就已经戒了烟酒。要知道他在父亲患病前可是一个有着 20 年大量吸烟和饮酒史的食管癌患者家属。父亲患病后，他开始注重自己的饮食健康，养成了比较好的生活习惯，还成为一个健身爱好者，有着健身教练一般的强壮体魄和身材。

　　尽管如此，因为早年的不良生活习惯和遗传的影响，张阳也有胃食管反

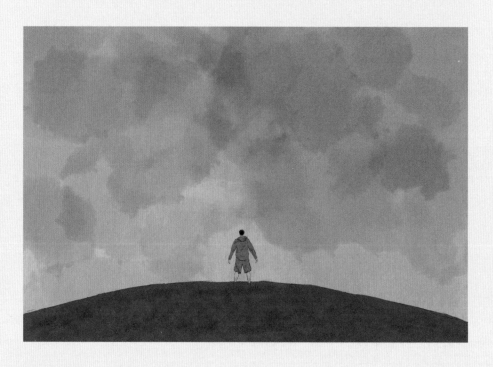

流病。他每年都要做胃镜查体，今年的胃镜查体发现距门齿 32～33cm 食管上有一小块黏膜发红的区域，经活检评估是高级别的上皮内瘤变，也就是我们通常说的原位癌。经过仔细的超声内镜评估，张阳的食管病变尚局限在黏膜层内，仅仅累及了第一层，食管周围也没有可疑肿大的淋巴结。他也接受了胸部增强 CT 和全身 PET–CT 的检查，并未发现存在转移。经过胸外科和内镜医生的讨论评估，最终给张阳施行了 ESD 手术，疾病分期也符合之前的判断，是原位癌。

名词解释

ESD：内镜下黏膜切除。

内镜下的切除比较完整，切缘也都是阴性的，理论上不会存在复发和转移的可能，而且他还保全了食管的功能，ESD 手术并不破坏消化道的位置和功能，对他的生活和饮食几乎没有任何影响，他只需定期随访就可以了。

同样是食道癌，张阳却是不幸中的万幸，收获了最好的结局。

早早期症状

可以没有任何症状

查出来是早期，大不一样

食管的运动能力特别强，我们吃进去食物，很快会通过食管的运动被运送至胃内，即便是很粗硬没有经过咀嚼的食物也会被照单收下。然而，长期的粗硬食物刺激，会导致食管黏膜受损，细胞增生，发生变异，严重者发展成食管癌。早期的食管癌很小，局限在黏膜表浅层，可以没有任何的不适症状。而一旦肿瘤长到堵塞管腔，影响到食物排空，引起进行性吞咽困难，则病变至少已经属于中期。早期食管癌往往都是被偶然的胃镜检查发现，没有临床表现，也没有什么征兆。早期筛查食管癌，最靠谱的途径就是定期去做胃镜检查。

食管癌在全球的年发病率位列所有癌种第 7 位，每年新发病例 57.2 万，致死人数位列所有癌种第 6 位，每年致死人数 50.9 万。每 20 个因癌症去世的人，便有一个是食管癌。

虽然全世界有一半以上的食管癌患者在中国，但这些年随着我国医疗水平的显著提高，早期食管癌经过手术切除以后的治愈率超过 80%，所有接受外科手术的食管癌患者整体治愈率高达 52.9%，已远远领先于世界平均水平。但罹患食管癌能有机会接受手术的患者毕竟仅占少数，可见筛查出更多的早期食管癌，接受手术治疗，才能大幅提高治愈率。早期食管癌能查出来无疑是不幸中的万幸。

认识食管癌

食管癌常见吗

食管上接咽喉，下连胃，全长约 25cm，是个管腔器官。食管分颈段食管和胸段食管，其中胸段又分上、中、下三段。见图6-1。

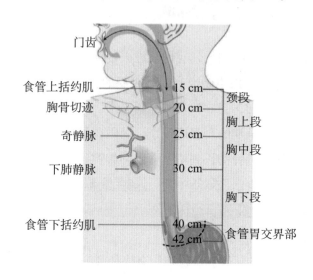

图6-1 食管示意

当我们进食时，食物和水会快速通过这条管道进入胃。食管没有储存食物的功能，如果出现了进食梗阻，会导致食管的明显扩张，继而引起呕吐。所以食物经口摄入，如果没有经过充分的咀嚼，本身的性状会直接刺激食管。食管还怕重口味，比如，酸甜苦辣，冷硬热烫，你的味蕾有多酸爽，食管就有多委屈。我国食管癌的发病率存在地域差异，河南省首当其冲，这和当地人喜欢吃饼子夹咸菜、喜欢喝热胡辣汤、喜欢吃热烩面不无关系。粗、硬、烫等物理伤害对食管的影响是日积月累的，而咸菜里的亚硝酸盐也会不同程度致癌。这些是食管癌发病率存在地域差异的主要原因。

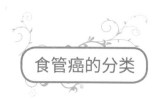

食管癌的分类

鳞癌和腺癌是食管癌的两种主要类型，鳞癌大约占世界范围内90%的食管癌病例。在北美和欧洲，食管腺癌是主要的类型，好发在食管的下段，也就是胃以上 10cm 内的食管。胃食管反流病和肥胖是主要的危险因素，Barrett 食管是腺癌的癌前病变。在亚洲人、非洲人、拉丁美洲和非裔的北美人中，食管癌中的鳞癌是主要类型，饮食过烫、酒精和烟草是主要的危险因素。食管鳞状上皮不典型增生是鳞癌的癌前病变。

食管癌在年轻人中是相对罕见的，随着年龄增长，发病率也会增加，70～80 岁是发病的高峰。腺癌中，男性的发病是女性的 3～4 倍。鳞癌中，男性发病和女性发病均等。长期大量吃红肉、脂肪和精加工的食物比吃纤维、新鲜水果和蔬菜更容易得食管癌。幽门螺杆菌感染的人群罹患食管腺癌的风险要下降 41%，原因在于幽门螺杆菌感染容易导致胃炎，从而减少了胃酸的分泌，减少了胃食管反流病的发生。贲门失弛缓症患者的食管鳞癌发病率高达正常人的 10 倍。

名词解释
Barrett 食管：因长期反流引起的食管下段黏膜被类似于胃肠黏膜细胞所取代的一种病理改变。

食管癌的分期

食管壁分四层，从内而外有黏膜层、黏膜下层、肌肉层、外膜层。这其中黏膜又分四层，黏膜上皮层、黏膜基底层、黏膜固有层、黏膜肌层。因为黏膜层最先受到伤害，所以，食管癌都起源于黏膜，然后向外生长，那么局限于黏膜内的癌就可以称为早期食管癌，是有机会做内镜下切除的。而能否做内镜下切除一方面取决于病变的深度，另一方面要看病变的范围。所谓的内镜下切除，就是切除病变的黏膜，试想如果面积过大，也是不行的。这个就需要内镜医生好好评估了，往往需要通过超声内镜来评估。

目前肿瘤治疗方案选择的主要依据就是疾病所处的分期是早期的，中期的，还是晚期的，当然医学上不会分得这么笼统。分期方法使用最为广泛的是肿瘤的 TNM 分期系统。这套系统是国际抗癌联盟（UICC）自 1958

年起发表并每隔几年就会修订的恶性肿瘤分期。T 表示原发肿瘤范围，用 T1～T4 表示浸润范围的递增，比如，食管癌的 T1 指的是肿瘤局限在黏膜或黏膜下，T2 是指肿瘤向外侵犯食管肌肉层，T3 是指肿瘤侵犯了食管外膜，T4 是指肿瘤侵犯了食管毗邻的部位比如气管、主动脉、脊柱或者心脏。N 表示区域淋巴结情况，没有淋巴结转移是 N0，N1～N3 表示转移程度的递增。M 表示远处转移，一般指的是癌细胞依靠血行播散转移到别的器官，M0 是无转移，M1 是有转移。见图 6-2。不同的 TNM 组合，会得到一个分期。一般我们说的晚期指的是Ⅳ期。不论有怎样的 T 和 N，存在远处转移就是Ⅳ期患者。一般说的早期，指的是没有淋巴结转移，没有远处转移，而肿瘤本身又局限在肌肉层以内的 I 期，如 T1-2N0M0 患者，首选的办法是手术治疗。

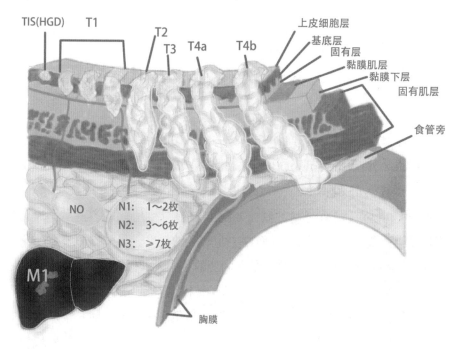

图6-2　食管癌各分期示意

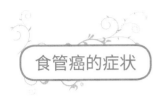

食管癌的症状

早早期的食管癌几乎是没有任何症状的，出现食管癌的相关症状，往往提示疾病已属于中晚期。

食管癌的症状与疾病的进程和分期有很大的关联性，常见的症状包括进行性吞咽困难、体重下降和疼痛。进行性吞咽困难是食管癌最为典型的症状，是因为肿瘤逐渐长大，阻塞了管腔，食物通过受阻而引起的，通常管腔阻塞在一半以内，很难出现能被我们感知到的吞咽症状。吞咽困难起初是进食固体食物哽噎，症状首次出现后可不连续出现，隔数日或数月后再度出现，后逐渐加重，严重者饮水都会出现困难，且伴随有明显的体重下降。疼痛也是中晚期食管癌的常见症状，疼痛部位常位于胸骨后或肩胛区，表现为持续性、严重的疼痛，常需要服用止疼药。

食管癌比较少见的伴随症状包括出血、声音嘶哑、咳嗽、肺炎等。少部分食管癌在病程中因为肿物破溃出血，可引起呕血或者黑便等上消化道出血表现。声音嘶哑通常和喉返神经受侵麻痹有关。肿瘤侵犯了气管或肺，可引起刺激性咳嗽，甚至出现食管气管瘘，往往引起剧烈呛咳和吸入性肺部感染。这大都属于晚期食管癌的临床表现。

此外，食管腺癌的发病通常和胃食管反流病相关。慢性的胃酸反流，刺激食管下段的鳞状细胞黏膜，出现溃疡损伤，炎症修复，逐渐被腺细胞侵蚀占据，出现腺状上皮化生，这种腺状上皮替代鳞状上皮的改变最远可出现在贲门以上 5cm。在不断的损伤—修复—化生过程中，历经 Barrett 食管—不典型增生（低级别，高级别）—腺癌等阶段，这就是食管腺癌的发生原理。所以对于常出现反酸、烧心等胃食管反流病症状的人群，虽不是食管癌的直接症状，但还是应该定期做胃镜，检查食管的状态。

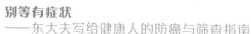

当出现吞咽哽噎、吞咽异物感、胸骨后疼痛、进行性吞咽困难、明显消瘦等症状时，应及时就医。

不恐惧，所有分期都有办法

明确食管癌所处的分期，才能使患者接受规范的治疗。食管癌的分期检查除了常规的胸腹部 CT，还推荐做超声内镜和 PET-CT。超声内镜对判断 T 和 N 分期的准确性为 70%～80%，如果能再配合细针穿刺，准确性会更高。PET-CT 主要用于筛查远处的转移，如肝脏、骨和远处淋巴结转移。有 10%～20% 的患者因为做了 PET-CT 分期被上调，当然治疗策略也就随之改变了。除了客观的分期检查，也不能忽略功能方面的评估，包括症状、合并疾病、营养状况和一般情况等。

具体的分期治疗策略如下：早期（uT1aN0M0）推荐内镜下黏膜切除；局限期（cT1-2N0M0）推荐直接手术；局部进展期（cT3-4 或 cN1-3M0），如是鳞癌，推荐新辅助放化疗＋手术或根治性放化疗，每 3 个月随诊一次，疾病复发可考虑挽救性手术，如是腺癌，推荐新辅助化疗＋手术，或新辅助放化疗＋手术；晚期食管癌则以药物治疗为主，包括化疗和免疫治疗等。

手术是食管癌的首选治疗办法，但是颈段食管癌却以放化疗为首选治疗。因为前面提到过，食管分颈段和胸段，手术对颈段食管癌的根治会带来其他问题。颈段食管一共长 5cm，而手术要求切除病变食管 5cm 以上才能满足根治性，所以一般都面临切喉的问题。切喉以后患者的气管改道至颈部，无法说话，生活质量会非常差。切喉手术以后，患者都需要再做放化疗来预防复发，使得颈段食管癌手术恢复得较慢，这势必也影响了后续治疗的时机，会导致复发率较高。所以，颈段食管癌就以放化疗作为首选治疗了。

T1b（累及黏膜下层）的肿瘤出现淋巴结转移的概率高达 20%，所以仅做内镜下切除是不够的，T1b 或以上分期的食管癌需要找胸外科医生做根治性的食管切除术。在富有经验的大型医疗中心，手术给患者带来的结局相对会更好一些，这与并发症的发生和处置相关。在欧洲和北美洲，胸腹两野的淋巴结清扫是手术的常规推荐内容，颈部的淋巴结清扫在一些食管鳞癌多发的国家是可选的内容。对于不可切除、转移或复发的晚期食管癌引起梗阻严重的，可以考虑姑息性的食管支架置入，还可以做高剂量的腔内射线治疗。姑息性的药物治疗也可以延长患者的生命，有 35%～45% 的有效率，尤其可以延长鳞癌患者数月的生命。

在肿瘤科医生眼里，食管癌治疗基本上说的就是手术、放疗、药物治疗（包括化疗、靶向治疗和免疫治疗等）如何选择和搭配的问题，因为这是食管癌的三大治疗手段。

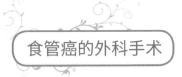

食管癌的外科手术

手术包括内镜下的黏膜切除和传统的外科切除手术。内镜下黏膜切除术一般先在黏膜下层注射生理盐水，使得病变区域的黏膜鼓起来，方便完整切除，属于内镜医生经人体自然腔道开展的治疗。传统的食管癌切除手术，在我国主要是由胸外科医生开展的，有时候还需要腹部外科、头颈外科医生的协助。

早期的食管癌，没有侵犯周围重要结构的，如大血管、气管、脊柱等，且没有伴随广泛淋巴结转移的，都可以直接做手术。如果疑似侵犯周围重要结构，或者有广泛淋巴结转移，建议先做新辅助治疗，包括放化疗和化疗，之后如果肿瘤退缩下来，且淋巴结也可以经过多野清扫完全切除干净，那么也建议选择手术，毕竟没什么比根治肿瘤延长寿命来得更痛快。

可以这么理解食管癌的手术：一方面我们要切除病变的食管，但是食管是我们饮食的重要管道，所以另一方面我们要寻找能够替代食管的管腔类材料。很多人都在想，现在科技这么发达，难道就不能用人工材料代替，或者异体移植？很遗憾医学还远没有这么发达。目前公认最好的替代管腔就是我们自身的胃。我们的胃可以被裁剪成管状来代替食管。所以，切除病变食管，制作管状胃，将残留下来的食管和管状胃再次吻合起来，是食管癌切除手术的核心内容。

食管癌手术一般都得开胸。提起开胸，有人会觉得很可怕。好在今天有了微创手术，但微创手术其实也得开胸，只不过胸部的切口要小很多，会大大降低切口的创伤，且不影响对病变以及正常食管的切除范围。手术要求，病变以下的食管是完全不能保留的，病变以上的食管则切得越多越好，因为食管黏膜下有着丰富的血管和淋巴管网交通，这使得食管癌远比我们眼睛看到的要广泛，所以，患了食管癌最好把食管都切除掉，医学上叫全食管切除或食管次全切除，这样更彻底。但是，根治性往往和对身体的破坏性成正比，与器官的保全率成反比，我们往往需要在根治性和对身体的影响降至最小之间取一个平衡点，所以食管癌切除目前主流的一个原则是，病变以上最好切除 5cm 以上的正常食管。

食管癌手术的另一部分重要内容是制作管状胃。胃是腹腔里的器官，所以，食管癌手术除了开胸，还得开腹，就是为了游离并制作管状胃。腹腔和胸腔被横膈相隔，中间有食管裂孔让食管通过，也就是说横膈以下还存在食管，叫腹段食管，长 2~3cm，腹段食管通过贲门与胃相连。贲门有抗反流功能，不让我们的胃酸反流进入食道，贲门功能不好的人，就会患上胃食管反流病。而食管癌手术把患者的贲门都切掉了，使得患者都会不同程度地患反流性食道炎。为了减轻食道炎所带来的伤害，食管癌手术后不建议患者完全平卧了，而需在睡觉时保持 30 度以上的角度以最大程度避免反流。

食管癌一旦突破黏膜，进入黏膜下就有可能会出现淋巴结的转移，所以，系统性的淋巴结清扫是十分必要的。在切除食管、制作管状胃的同时，手术医生会切除食管周围和胃周围的所有淋巴结和淋巴结引流区域内的脂肪组织。另外，如果食管癌合并了胃癌，或以前做过胃手术，现在又患了食管癌，那么结肠也是代替食道的备选器官，见图6-3。

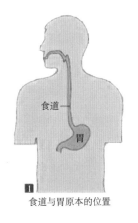
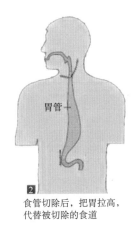

食道

胃

食道与胃原本的位置

胃管

食管切除后，把胃拉高，代替被切除的食道

近端大肠

胃

远端大肠

若胃曾经动过手术，就改用大肠作为重建器官

图6-3　食管癌手术示意

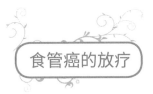
食管癌的放疗

食管癌术前术后均可做放疗，还可以做根治性放疗（指放疗射线的总剂量达到器官的耐受极量）。放疗和化疗同时使用叫同步放化疗，先后使用叫序贯放化疗。跟化疗一样，术前放化疗是为了缩小肿瘤，便于手术；术后放疗则是为了预防复发。做不了手术的患者，又没有远处转移，就可以针对肿瘤做根治性的放疗。所谓根治性放疗，可以理解成放疗达到了能放疗的最大剂量，但其实单纯的根治性放疗所带来的食管癌根治概率是非

常低的。除此以外，有些已经发生了远处转移的患者，因为食管梗阻，吃不了饭，明明知道转移灶照射不到，却还是给食管癌病灶本身做放疗。这属于姑息性放疗，为的是局部缩小肿瘤，缓解吃饭梗阻的症状，提高生活质量。姑息性治疗并不能直接延长患者的寿命，但可以解决一些生活质量方面的问题，毕竟让患者减少不必要的痛苦，改善生活质量是肿瘤治疗的第二原则（第一原则是根除肿瘤、延长寿命）。

食管癌的化疗

对于食管鳞癌来说，目前最常用的化疗方案是紫杉醇联合顺铂，即所谓的 TP 方案。T 是紫杉醇（paclitaxel）的简称，P 是顺铂（cisplatin）的简称。另外还有一些同类的药物，如多西紫杉醇或者蛋白结合型紫杉醇，卡铂或奈达铂，但它们的组合本质上都还是 TP 方案。化疗也分术前化疗、术后化疗、同步放化疗中的化疗等，根据目的不同，命名不一样而已。食管腺癌在我国比较少见，可选择的化疗方案基本和胃癌相通用。化疗的周期也是有限的，因为人体对化疗也同样是有耐受极量的。食管癌经受 6 个周期的化疗，就算是较多的了。

如果罹患了晚期的食管癌，只能做放化疗控制病情，那么放化疗的周期都做足了，病情也得到了控制，后续怎么办？这是个很尖锐的问题，医生面对晚期病情的无奈也许就在这里。目前的建议是：虽然肿瘤不能得到根治，但是已经控制住了，疾病会进入一段相对的稳定期。在稳定期，患者暂且不用接受别的治疗，只需定期观察，每2~3 个月复查一次。稳定期的长短因人而异，短的 3 个月内就可以进展，长的 3 年以上也未必进展，还有些晚期的食管癌，经过放化疗甚至可以达到临床治愈，患者长期生存，只不过这样的患者只占很少数。如果病情在稳定期过后出现进展，那么只能再次接受二线的治疗，更换化疗方案，联用免疫治疗等。

认识食管癌筛查

自 20 世纪 50 年代以来，食管癌的筛查和早期诊治越来越受到重视。早期使用的食管拉网细胞学检查和上消化道钡餐等筛查方法因诊断效能及接受度等问题，已基本淘汰。目前，最常用的有效筛查方法是内镜下食管黏膜碘染色加活检。内镜筛查和对癌前病变的早期干预均可以显著降低食管癌的发生率和死亡率。

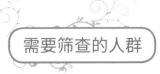

需要筛查的人群

国际上尚无统一的食管癌早诊筛查指南或规范，我国的经验是建议在食管癌高发区对高危人群进行筛查。国家卫生健康委《食管癌规范化诊治指南》建议对食管癌高危人群（40 岁以上、来自食管癌高发地区、有食道癌或胃癌家族史、长期喜欢吃烫食或腌制食物等的人）进行筛查，每年做一次胃镜检查。

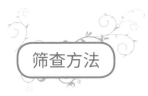

筛查方法

内镜检查和活检是诊断早期食管癌的金标准，因为内镜下可以直观地观察食管黏膜的改变，评估癌肿的状态，拍摄或者录制病变的影像资料，并可以通过染色放大等方法评估病灶的性质、部位和范围，一步到位地完成筛查和早期的诊断。内镜检查下的所见可以作为临床诊断，但是依然需要配合病理活检，有时候出现没取到病理的情况，如果内镜医生或者临床医生不放心，仍然怀疑食管恶变，则需要反复多次取活检，避免漏诊。内镜下食管黏膜碘染色加指示性活检这种组合操作技术，已经成为我国现阶段最实用有效的筛查方法。此外实验室检查、贫血程度和癌胚抗原的检查也是必要的，腹部 B 超和胸部 CT 评判有没有肝脏和区域淋巴结的转移，也是需要的。

筛查与随访

对于单纯的 Barrett 食管，推荐 3～5 年内再次复查胃镜；有不典型增生的话，推荐使用质子泵抑制剂这一类的抑酸药治疗，并且需要再次复查胃镜确定；对于低级别的不典型增生，推荐选择内镜下根除治疗，或选择 1 年内再次复查内镜监测也是可接受的策略；对于高级别的不典型增生和黏膜内癌，推荐内镜下切除治疗。对于 45 岁以上男性，肥胖且伴有慢性反流疾病，也推荐定期做内镜筛查。

新的内镜技术如窄带成像技术、共聚焦激光显微镜技术等，在食管癌早期筛查中的应用仍处于评估阶段。由于食管癌缺乏敏感性和特异性的血清肿瘤标记物，无创的早期筛查手段还很缺乏，有待进一步研究探讨。

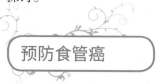

预防食管癌

食管癌是可以预防的。预防食管癌，应养成健康的饮食习惯，吃东西最好细嚼慢咽，不要过快进食，避免长期食用烫食或者粗糙的食物，少吃腌制的食物，不得不过夜的食物需要冷藏，餐饮卫生也要注意，多人共同进餐时最好使用公筷，因为口腔的细菌经过筷子污染食物，很容易引起未食用完的食物变质，也容易引起病原体的交叉传染。另外，胃食管反流病是引起下段食管癌的一个高危因素，其形成的 Barrett 食管是癌前病变。所以，有反流病的人要警惕食管癌的发生，最好每年都能做 1 次胃镜检查。

辟谣与真相

只有肥胖人群容易患食管癌

有研究表明，与正常体重者相比，在 20 多岁时体重超重者，患食道癌的风险会增加，但这其实是西方的数据。食管癌同胃癌和肠癌一样，都属于消化道系统的恶性肿瘤，但它却特立独行，有着自己的规律。尤其在我们国家，食管癌绝大多数是鳞状细胞癌，而胃癌和肠癌则都是腺癌，这一点不同于西方国家。欧美人的食管癌以腺癌为主，而且好发于食管的下段，也就是病变更靠近胃。我们的食管癌则可发生于食管的任何位置，绝大部分为鳞癌，而且中段或上段几乎没有食管腺癌。肥胖的人，相对来说大部分进食量较大，身体负担重，容易患胃食管反流病，而食管下段的黏膜长期接受胃酸的反流刺激，容易恶变，而发生食管腺癌。但我们国家的情况并不是这样的，患食管癌的患者很多都很消瘦，有着不良的饮食习惯，平时食用粗粮也比较多，且饮食卫生得不到很好的保障。

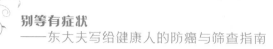

因此，并不能说食管癌更容易发生在肥胖人群中。

防癌食物能防食管癌

很多人认为食管癌是吃出来的病，就想当然认为一定也有些食物可以预防食管癌的发生。吃绿豆能治病防癌的谎言你是否也相信过？科学的解释是，没有哪种特定的食物可以防止癌症发生，因为癌的成因太复杂了，医学甚至连冰山一角都没有认识到，遑论防癌食物。非要列举食管癌的预防食物的话，那么软硬适中、温度适中，营养均衡的食品貌似是最佳选择。从另一个角度讲，除了健康的饮食习惯外，食管癌也没什么直接有效的预防手段了，这话倒是真的，因为我们的医学尚很局限，这也使得早癌筛查显得至关重要。

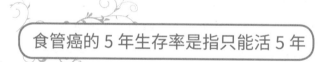

食管癌的 5 年生存率是指只能活 5 年

5 年生存率并不是说得了食管癌就只能活 5 年了。早期食管癌接受手术治疗可以根治；中期的接受手术、化疗、放疗的综合治疗，也有一定的根治概率；晚期食管癌，接受放化疗，虽然根治的概率很低，但也可以在一定程度上控制病情延长寿命。临床上为了观察疗效，随访患者，所以不管对于哪一期的食管癌患者，都会引入 5 年生存率的概念。比如医生要观察年龄超过 60 岁的Ⅳ期食管癌接受放化疗以后的疗效，就会随访这个群体，观察他们的 5 年生存率，换句话说，就是观察这个群体中存活 5 年以上的概率有多少。现实情况下，我们很难做到每个人都去随访超过 5 年，

5 年生存率往往是通过统计方法估算出来的。如果罹患了食管癌，经过了系统治疗病情已经稳定且 5 年内没有复发和转移，那么之后再出现复发和转移就是一个小概率事情了，这也是为什么好多人认为得了肿瘤，只要能活过 5 年，那么就算治愈了。虽然这种说法在医学上不是严格正确，但一定程度上有可参考性。

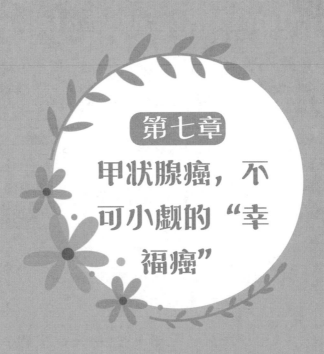

第七章

甲状腺癌，不可小觑的"幸福癌"

案例 A

"幸福癌"，也悲剧

老刘，今年56岁，身体壮实，勤劳能干，有个爱他的老婆还有两个儿子，一家人在农村生活，日子过得虽不富裕，但其乐融融、各负其责。一直以来老刘一家仅靠种田供养两个孩子，眼看大儿子大学毕业后在市地找了份稳定工作，成家立业，小两口的工资也足够维持生计，老刘自然也就放下心来，原本计划着等小儿子过两年毕业成家后自己作为父亲的抚养义务也就履行完毕，以后的日子便不用这么操劳，自己和妻子就可以在农村安度晚年了。

但大家都没想到的是，本以为会风平浪静的日子突然掀起了一阵波澜。这天，老刘在地里干活时，突然晕倒了。

送到县医院后，老刘躺在医院的病床上渐渐醒转，医生看他睁开眼睛，立即给他连上心电监护，让他吸氧。老刘告诉医生说，起初自己只是感到有点儿胸闷憋气，突然眼前一黑，后边的事情就全然不知了，不过现在身体有了明显的好转，主要就是脖子这儿还有点儿压迫的感觉。听完老刘的描述，医生判断此刻老刘的意识清楚，所有的问题也都能回答到点上，四肢肌力和心电图都正常，这样的话便可初步排除脑梗和心梗的可能。于是，医生和老刘妻子各自长舒了一口气。

有一位细心的医生在询问过程中敏锐地察觉到老刘的声音有一些沙哑，便问老刘他的声音是否一直都是这样。老刘望着天花板回想了半晌，告诉医生说，大概两三年前的一天，自己和周围的人都听出他的声音有了明显的变化，但当时老刘并没有把这个问题放在心上，误以为自己只是单纯的感冒，因为除了声音沙哑的症状，其他任何地方没有不适。讲到这里，老刘停顿下来紧张地看了看围在自己床边的医生，医生顺手摸了一下老刘的脖子，发现脖子偏右的地方确实有个硬块。由于老刘脖子短粗，肌肉强壮，外观看起来并没有任何异样，但医生怀疑是甲状腺肿瘤压迫到气管，在老刘做重体力劳动时造成短暂性缺氧导致晕倒，医生做出结论后便把老刘转到专科病房继续治疗。

病房的医生给老刘安排了甲状腺超声及 CT 检查，发现他脖子上的肿瘤已经长到旁边的气管上，并且已经出现了大块的纵隔淋巴结转移。老刘憋气的原因主要是胸廓内纵隔的淋巴结把气管挤得直径已经不足 5 毫米，但只要不剧烈活动，还是可以正常走路活动。医生告诉老刘的妻儿一个不乐观的现状，就是老刘现在肿瘤比较大，侵犯了气管，所以需要进行一个比较大的手术，但县医院医疗条件和技术有限，为了保证老刘能够及时得到有效治疗，建议将老刘转至省医院。老刘的家属毫不犹豫地听取了医生的建议。

第二天，老刘妻子和大儿子陪着老刘奔波到省城，一家人在省医院旁边的小旅馆安顿下来。

看病当天，老刘一家人带着县医院的片子来到诊室门口排队等待，好不容易轮到老刘，专家看完片子后，认为老刘患甲状腺癌的可能性大，倘若肿瘤侵犯到了气管，那么手术需要切除部分气管，另外还要开胸清扫淋巴结。这也就意味着老刘这个手术很大，需要多个科室一起合作完成，风险很高，花费自然也少不了。

回到旅馆后，一家人轮流开导老刘。在大家的劝说与鼓励下，不愿给家人添麻烦的老刘终于想通了，再活几年，至少能看到孩子们过得幸福，他也能了无牵挂，于是老刘决定住院接受手术治疗。

住院后，医生为老刘安排了抽血、颈部胸部 CT、心肺功能和喉镜等一系列检查，在做完身体能耐受手术评估后，医生把老刘一家人叫到一起进行术前谈话。因为是个大手术，医生对手术方案、手术风险和术后并发症等情况进行了一个详细的说明，还特意强调了一个问题，即切除部分气管后如果接不上就需要在气管相应位置打个洞出气，这以后就不能从鼻子出气了，说话就会变得相当困难。医生的这番话又让老刘的心情跌落至冰点。不过，看到两个儿子在为自己加油打气,一瞬间老刘仿佛注入了无穷的力量,毅然签了手术同意书。

手术当天,老刘一大早就被推进手术室。家人在手术室外个个心急如焚,甚至都没有心情吃饭,生怕医生出来宣布什么噩耗。直到下午四点,医生从手术室出来说,手术虽然比较困难,但还算顺利,最终进行了双侧甲状腺切除 + 右侧颈淋巴结清扫 + 正中开胸纵隔淋巴结清扫 + 部分气管壁切除和气管造瘘。

在出院前,病理报告显示,甲状腺乳头状癌,侵透气管,淋巴结有 30 多枚转移,T4aN1bM0,Ⅲ期。这个分期复发率高,十年生存率不足 70%。

出院回到家后的老刘,脖子上挂着套管,每天只能靠这根管进行呼吸,也说不出话,只能以写字的方式与家人沟通。很长一段时间老刘都适应不了这样的生活,他担心自己永远也说不了话,内心极度痛苦。不过慢慢地,经过家人与朋友的不断开导与鼓励,老刘还是逐渐接受了命运的安排,决定要珍惜生命,珍惜每一天。毕竟我们活着,活着就应当感恩。

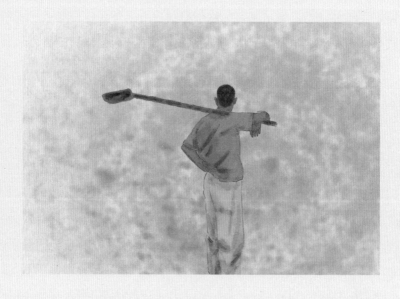

案例 B

被一次体检改变的人生

李女士今年 38 岁，有个 9 岁的儿子，丈夫长期在外出差，对家里的事情几乎不管不问，所以李女士是既当爹又当妈。为了孩子能够健康快乐地长大，她可谓操碎了心，但她也选择将自己所承受的苦与累都埋藏在心底，从不与任何人诉说。

李女士的儿子今年上小学三年级，李女士整日除了忙自己的工作外，还要按时接送儿子上下学，晚上有一些闲暇时间，还要给儿子辅导作业，所以忙完这些后李女士几乎每天都累得瘫倒在床上。

渐渐地，压力和疲惫逐渐使李女士对很多事情失去了耐心，她开始经常因为孩子作业上所犯的低级错误而向儿子咆哮，甚至给自己的老公打电话时也只有一腔抱怨与愤怒，整个人性情大变。这样的日子日复一日，李女士感觉到自己的脾气越来越差，直到最后到了难以控制的地步。

有一次公司体检，体检结果出来后，她突然注意到"右侧甲状腺结节，建议外科复查"这句话。李女士从来没有关注过自己的甲状腺，看到体检报告里的这行字莫名有些害怕，甚至产生了一系列联想，她突然担心自己会不会得了癌，需不需要开刀，还能活多久。

第二天，李女士请假去医院挂了一个甲状腺的专家号，医生再次开了甲状腺的超声检查。检查报告出来后，医生判断她这个可能是甲状腺癌，但劝她不必担心，因为甲状腺癌预后很好，即使不幸得了的话她这也是非常早期，并且现在这个手术已经相当成熟。李女士听到"癌"这个可怕的字眼，犹遭晴天霹雳，医生后边的话她几乎都没有听进去，心情再次低落至极点。

李女士走出医院门口后，不顾一切地号啕大哭起来。她深深地埋怨命运的不公，想不明白为什么她为家庭付出这么多，最后却还得了癌症？

最终，在丈夫的劝说与安慰下，李女士住院接受了手术治疗。她的手术相当顺利，医生为她切除了右侧甲状腺。术后病理证实为甲状腺乳头状癌，因为肿瘤只有1cm，非常早期，所以术后不需要进行化疗放疗等。由于失去了一半甲状腺，李女士每天需要口服优甲乐。在李女士住院期间，管床的医生也为她详细讲解了很多关于甲状腺乳头状癌的知识及预后，告诉她手术切除基本上就治愈了，后面只需要定期复查和服药，并且安慰她不要紧张。李女士的心情也逐渐平静下来。在术后第2天，医生给李女士拔除了颈部的引流管并告知她可以出院了。

走出医院，李女士不自觉地抬头看了看湛蓝的天空，她恍惚地想着，自己有多久没这样悠闲地欣赏过蓝天了。她闭上眼睛深深地吸了一口新鲜空气，仿佛又回到了以前，心情也变得前所未有的舒畅。

回到家后，李女士决定好好善待自己，为自己而活。这场疾病给李女士的健康敲了个警钟，也改变了她很多处事的方法，包括对待孩子的作业，她不再声嘶力竭地咆哮，而是心平气和地开导。李女士的老公也因为她的这些经历变得更加珍惜眼前的妻子，决定申请把工作调回市地，照顾妻子和儿子，减轻李女士的负担。儿子也变得乖巧懂事，自觉戒掉了游戏，学习成绩有了显著的提升，还时不时帮助家里做一些力所能及的事情。整个家庭变得和谐幸福起来。

愿李女士的幸福生活能够持续下去。

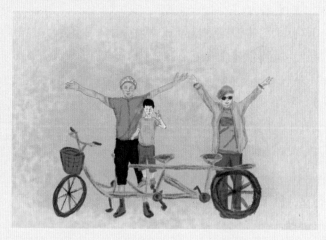

早早期症状

可以没有任何症状

查出来是早期，大不一样

名词解释

高分化甲状
腺癌：大部
分生长缓
慢，恶性程
度低，综合
治疗效果好。
低分化甲状
腺癌：大部
分生长迅速，
恶性程度
高，转移率
较高，治疗
效果较差。

　　甲状腺癌是低度恶性的肿瘤，原因是甲状腺癌中的高分化癌占很大一部分，而且由于科技的进步，人们健康意识的提高，这种癌越来越多地在早期被发现。甲状腺癌的治疗效果也很好，10年生存率超过90%，而且切除后通常不需要化疗放疗，对生活质量影响也不大，所以被肿瘤科医生称为"幸福癌"。

　　但并不是所有甲状腺癌都是"幸福癌"，因为甲状腺位置特殊，紧邻气管、食管、喉返神经等，肿瘤一旦侵犯或压迫周围神经气管等，就有可能造成声音嘶哑、呼吸吞咽不畅等，若侵犯神经及气管，不但增加手术难度，严重影响术后的生活质量，而且生存率也会大大降低。不同期别的甲状腺癌区别很大，可参见表7-1。

　　所以，提高健康意识，定期筛查，早期发现、早期诊断、早期治疗是提高治愈率、降低复发率、降低死亡率并提高生活质量的重要措施。

表7-1　各期甲状腺癌的相关情况一览

	早期	局部晚期	晚期
肿瘤特点	肿瘤在甲状腺内	肿瘤侵犯气管/神经/食管	肿瘤包绕颈动脉/或出现肺转移骨转移
复发率	低	高	不能治愈
10年生存率	90%以上	70%左右	50%左右
治疗花费	不算太高	可多可少视术后恢复情况	终身治疗，花费不确定
治疗手段	常规手术+优甲乐	大手术+优甲乐+碘-131	大手术+优甲乐+反复碘-131±外照射放疗±靶向药物治疗
术后恢复	3～5天	10～20天	10～20天
术后并发症	几乎没有	多	很多
生活质量	好，可正常生活	差	差

总之，早期甲状腺肿瘤手术后复发率低，10 年生存率高，花费少，生活质量几乎不受影响，而晚期不仅生存率低，而且严重影响患者的生活质量。所以，只有早期甲状腺癌才是"幸福癌"。

认识甲状腺癌

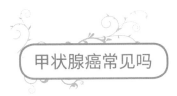

甲状腺癌常见吗

据统计，我国 2008～2012 年甲状腺癌发病率为 7.56/10 万，死亡率为 0.52/10 万。发病率和死亡率在癌症中的排名分别为第 7 位和第 22 位，从生存率看，甲状腺癌由于其病理情况不明，结果也是好的好，坏的坏，好的乳头状癌 10 年生存率能达到 90% 以上，而未分化癌，大约只有 20% 的患者能活过 1 年。

起源于甲状腺细胞的肿瘤称为甲状腺癌。医学界目前并不清楚导致甲状腺癌的明确原因，但有以下危险因素：

①性别：男女均可发病，但女性发病率是男性的 3 倍；

②年龄：甲状腺癌可发生于任何年龄，但三分之二的甲状腺癌发生在 20～55 岁；

③低碘：研究表明碘缺乏与滤泡性肿瘤的发病率升高有关；

④放射线暴露史：受辐射的量和受辐射的年龄很重要。接触的剂量越大，年龄越小，患病的风险就越高；

⑤家族史：部分髓样癌与遗传相关，分化型甲状腺癌与遗传关系不大。

当然并不是所有有危险因素的人都会得甲状腺癌，只是有危险因素的人群更需要关注甲状腺的问题。

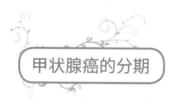

甲状腺癌的分期

肿瘤的预后受到肿瘤分期的影响，早期和晚期生存率截然不同。那分期是由哪些因素决定的呢？

根据 2016 年美国癌症联合委员会发布的第 8 版分化型甲状腺癌 TNM 分期系统，决定分期的主要有三方面的内容：T 分期是指肿瘤本身的大小和周围侵犯情况，肿瘤越大，侵犯越广泛，分期越晚；N 分期是指淋巴结转移情况，转移越多或者转移区域越广，预后越差；M 分期指的是远处转移，比如肺部转移，骨转移等，一旦转移就是晚期。

简单来说，甲状腺癌的分期和下列因素有关：年龄、肿瘤大小、对周围组织的侵犯、淋巴结转移情况以及远处器官的转移情况。肿瘤越大，周围组织侵袭越严重，颈淋巴结转移严重，甚至出现远处转移的，病情越严重，反之则分期较早，治疗效果也更好。

甲状腺癌分期是所有肿瘤分期中唯一有年龄因素分层的，这从一方面说明了甲状腺癌发展缓慢的特性，因为总生存率受非甲状腺癌死亡原因的影响。年龄越大，非甲状腺癌导致死亡因素越多，所以 55 岁及以上，同样的 TNM 情况下，总生存率要低于年轻患者，特别是 T4 或 M1 的患者。另一方面，说明年龄大的患者，在出现肿瘤侵犯周围器官或远端器官转移时肿瘤进展较快。

普通读者可以简单地把甲状腺癌的分期理解为 I 期为早期，II 期为中期，III 期为局部晚期，IV 期为晚期。从这个分期系统看，年龄是影响预后的最重要的因素。55 岁之前，即便有远处转移，也归为 II 期，预后也较好；而年龄大于等于 55 岁，一旦发生远处转移或肿瘤包绕血管的情况便归为 III 期或 IV 期，也就是局部晚期或晚期，预后相对差。

总之，肿瘤越小，分期越早，发现越早，预后就越好，治愈率也越高。

甲状腺癌的症状

非常早期的甲状腺癌通常没有任何症状。但因为甲状腺位于颈部，颈部是神经血管非常丰富的区域，而且紧邻气管食管，随着肿瘤的增大及侵犯，可能出现以下症状：

①颈部肿块；

②如果肿瘤侵犯喉返神经，会出现声音变粗或声音嘶哑；

③如果肿瘤侵犯或压迫气管，会导致呼吸困难，或者持续咳嗽，甚至咯血咳血；

④如果肿瘤压迫或侵犯食管，会出现吞咽进食困难。

但这些症状都不是甲状腺肿瘤特有的症状，只是出现以上问题时，要警惕甲状腺肿瘤。

不恐惧，所有分期都有办法

手术是治疗甲状腺癌最重要的手段。主要包括单侧甲状腺腺叶切除，双侧甲状腺全切，以及淋巴结清扫。手术范围主要取决于肿瘤大小、是否侵犯周围器官以及淋巴结转移情况。肿瘤分期越晚，手术范围越大，风险越高。

碘-131治疗。通过口服含有放射性碘的药物来达到靶向治疗的目的。只有分化型甲状腺癌需要做碘-131治疗，因为分化型甲状腺癌分化良好，更接近正常甲状腺细胞，保留了摄取碘的功能。乳头状癌及滤泡型癌都是分化型甲状腺癌。髓样癌及未分化型甲状腺癌没有摄取碘的功能，所以碘-131治疗无效。当然也并不是所有分化型甲状腺癌都需要做碘-131治疗，通常肿瘤分期较晚的患者才需要做。

甲状腺素替代或抑制治疗。替代治疗指甲状腺全切除或部分切除术后，患者自身就不能再分泌甲状腺素或者分泌的甲状腺素不能满足身体需要，进而出现甲状腺功能减退，这时为满足人体需要，需要外源性补充甲状腺素。目前左甲状腺素钠片是首选补充药物，通过该药把促甲状腺素（TSH）控制在正常范围就可以。抑制治疗就是在替代治疗的基础上，药物加量，把 TSH 控制在正常低限以下，从而达到抑制肿瘤细胞生长的目的。

其他治疗。对于晚期不能切除或不耐受手术的患者，可进行放疗或者射频消融等姑息性治疗，对于碘难治性转移性甲状腺癌，还有靶向药物治疗等。

认识甲状腺癌筛查

随着超声技术的进步及普及，更多的甲状腺结节在很小的时候就可以被发现。针对我国 20 个省市 56 万余人的体检调查发现：甲状腺结节的患病率为 32%，其中女性为 39%，男性为 26%，60 岁以上者达到 51%。另一项针对北京社区人群甲状腺结节流行病学特征及相关因素的调查显示，甲状腺结节患病率为 49%，其中女性为 53%，男性为 43%，60 岁的人群占60%～73%。也就是说人群中，接近一半的人有甲状腺结节，说明甲状腺结节非常普遍，但其中的恶性结节不足 5%。这使得甲状腺癌的筛查得到了越来越多的普通人和医生的重视。

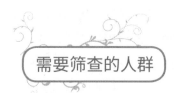

需要筛查的人群

①体检发现有甲状腺结节的人群；

②发现颈部包块；

③声音变粗或有声音嘶哑症状；

④有甲状腺癌家族史的人群；

⑤关注甲状腺健康的成年女性。

筛查方法

1 甲状腺超声影像报告和数据分类系统

超声，也就是平时说的彩超、B超，在甲状腺结节判断良性恶性方面有自己的优势。超声检查价格便宜，而且甲状腺位于体表，在超声波的探测范围内，使其实用价值远远超过CT、核磁等大型检查，它可以提供结节的大小、血流特点、实性还是囊性、有没有钙化、边界清楚不清楚、有没有侵犯被膜等很多信息，这其中很多信息是CT和MRI不能提供的。

在超声的应用过程中，依据结节的"成分、回声、形状、边界、钙化"五个超声特点作为参考指标，逐渐形成了甲状腺结节的TI-RADS分类系统。TI-RADS分为6类，见表7-2：

表7-2　甲状腺结节的TI-RADS分类

分类	恶性风险
1类	阴性，超声显示腺体大小、回声可正常，无结节、亦无囊肿或钙化
2类	检查所见为良性，恶性肿瘤风险为0，通常囊性结节及囊性为主的囊实性结节归于此类
3类	可能良性，恶性肿瘤风险为＜5%
4a类	恶性的可能比例为5%～10%
4b类	恶性的可能比例为10%～50%
4c类	恶性的可能比例为50%～85%

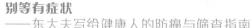

续表

分类	恶性风险
5 类	提示癌的可能性最大，大于 85%
6 类	已经穿刺细胞学确诊为癌

如果发现甲状腺结节，可按照超声所见结节的特点将结节归类，初步判断结节的性质。如果是 2 类以下，基本都是良性，定期复查即可；如果是 3 类，恶性风险很低，根据结节大小决定复查周期、是否进一步穿刺明确或直接手术；如果是 4 类以上，通常 5mm 以上的结节可考虑进一步穿刺活检来明确肿瘤的性质。

❷ 细针穿刺抽吸活检

甲状腺细针穿刺是采用细针抽吸的方法获取细胞学标本，是指在超声引导下用细的空心针穿入结节，通过虹吸作用抽取部分细胞，均匀涂在载玻片上后用无水酒精固定再染色，然后在显微镜下观察细胞特点来判断有无异常细胞，以此鉴别良性恶性。整个穿刺过程 5～10 分钟，创伤非常小。

所以，甲状腺超声和细针穿刺活检是筛查恶性结节的最简单有效且经济的手段。

随访安排

医生会根据结节的恶性风险程度，给出不同的随访意见。根据甲状腺结节的超声分类及大小，可每隔 3 个月、6 个月、12 个月复查一次甲状腺超声，若增长较快或出现恶性特点，则需要进一步穿刺活检，见表 7-3。

表7-3　不同甲状腺结节的超声表现与处理

结节超声分类	超声表现	随访或处理
1 类	阴性，超声显示腺体大小、回声正常	可每 1～2 年筛查 1 次
2 类	检查所见为良性，恶性肿瘤风险为 0，通常囊性结节及囊性为主的囊实性结节归于此类	可每年复查
3 类	实性结节，此类良性可能性大，恶性肿瘤概率为＜5%	＜2cm 可观察，每半年复查。大于 2cm，穿刺活检，恶性手术，良性每半年复查
4a 类	恶性概率为 5%～10%	小于 1cm，可观察，每半年复查，大于 1cm 通常需要穿刺进一步明确，恶性手术，良性每半年复查
4b 类	恶性概率 10%～50%	小于 0.5cm 可观察，每 3 个月到 6 个月复查
4c 类	恶性概率为 50%～85%	大于 0.5cm 建议穿刺明确
5 类	提示恶性的可能性大，大于 85%	

辟谣与真相

甲状腺癌已经不再是癌

这种说法源于一篇学术文章。几年前，*JAMA Oncology* 杂志（《美国医学会杂志·肿瘤学》）发表了一篇文章，内容大致是重新把原来的"包裹性滤泡亚型甲状腺乳头状癌"改名为"具有乳头状细胞核特征的非侵袭性滤泡型甲状腺肿瘤"，即这种类型的甲状腺癌已经不再是癌症。文章发表以后，不少自媒体转发传播标题为《甲状腺癌不再是癌》的"标题党"文章。其实这种类型的甲状腺肿瘤在我国患者中占比很低，更何况只是一种类型的甲状腺癌，因此并不能武断地说甲状腺癌已不再是癌症，更不能放弃对甲状腺癌的重视。

发现甲状腺结节都得做手术，因为迟早会变成恶性的

其实甲状腺结节非常常见，其中只有约 5% 为恶性结节。恶性结节多数从一开始就是恶性结节，只是结节非常小，恶性特点没有表露，很难诊断。从病理学上看，甲状腺乳头状癌细胞为单克隆细胞，就是从一个细胞突变后增殖而成，所以临床上甲状腺癌质地通常较均匀，很少见周围伴有良性细胞。因此不能听信这个谣言，而过于激进，盲目切除良性甲状腺结节。

得了甲状腺结节或甲状腺癌后不能吃海鲜

碘过量和碘缺乏都会导致甲状腺代谢障碍，都可能会导致甲状腺结节。碘是人体生长发育的必需的元素，长期缺碘会导致结节性甲状腺肿，就是大脖子病。胎儿期以及儿童期缺碘会导致人体生长发育、神经系统发育迟缓，智力低下，导致呆小症。所以，怀孕期及哺乳期的母亲一定要补充足够的碘剂，防止胎儿及新生儿缺碘。儿童及青少年处在生长发育的关键时期，也要摄入足够的碘。另外，目前也没有证据表明近年来甲状腺结节的患病率升高与补碘有关，患病率的升高主要是因为体检超声的普及而使得很多没有症状的结节被发现。也没有证据表明碘是导致甲状腺癌的罪

魁祸首，反而有研究表明缺碘与滤泡性癌的发生有关系。所以，不能因为甲状腺结节而放弃生活中的快乐。

甲状腺结节穿刺活检会刺激肿瘤加速扩散

很多患者有这样的顾虑，认为穿刺会刺破血管，会导致肿瘤扩散转移。这个顾虑看起来也很合理，但实际上会不会导致扩散呢？其实现实中很少发生，国内外鲜有报道。甲状腺癌穿刺是细针穿刺，移位的极其少量的细胞到新的环境中难以成活，所以很少发生种植或转移。细针穿刺活检是术前诊断的重要手段，可避免很多不必要的手术切除活检，也基本不会引起转移或种植，创伤也很小，因此不要听信谣言而排斥这项检查。

甲状腺癌可以不做手术

其实不做手术的甲状腺癌有很多条件限制，如肿瘤＜1cm、位置距离气管及被膜＞2mm、穿刺不是高细胞亚型等，而且需要每半年复查超声，如果出现肿瘤长大或者淋巴结转移，还是要进行手术治疗。所以甲状腺癌可以不做手术是谣言，不能片面听信而放弃警惕。

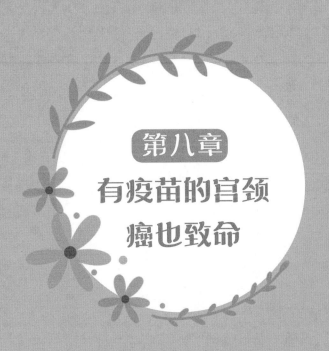

第八章

有疫苗的宫颈
癌也致命

案例 A

幸福消失在触手可及处

"咚咚咚"的敲门声在深夜里显得格外响亮，紧随其后的是护士急促的声音："张大夫，快，急诊有患者大出血，叫妇科大夫会诊。"

大出血的患者是一位三十多岁的年轻女性，此时的患者脸色苍白、精神萎靡，她的牛仔裤、上衣外套上都沾染着不少的血迹。

"血压：83/42mmHg、心率 118 次 / 分、呼吸 24 次 / 分，急查血常规已经送检，但未出结果。"

"4 个多小时前患者开始阴道出血，量大，伴有血块。"

"患者大约三周前因为阴道大出血就诊于当地医院，妇科检查发现宫颈赘生物，随即行宫颈赘生物活检，病理回报：宫颈鳞状细胞癌。昨天下午到市院妇科门诊首次就诊，已经申请了病理会诊尚未出结果。结合病史，考虑现在的情况是宫颈癌导致的阴道大出血。"

"我们已经建立了静脉通道加强补液，给了常规的止血药物。接下来的处理还得你们来。"

急诊大夫简洁明了地向快速赶来的妇科值班大夫介绍患者病情。

经过一番紧急救治，患者的阴道出血逐渐没有那么活跃了，心率、血压一点点地改善。

再次妇科检查发现，患者宫颈的菜花样肿瘤组织大约有 5×4cm 大小，主要位于宫颈后唇，上面可以见到局部组织破溃，依旧在慢慢地不停渗血。

翻看着患者的既往病历资料，再次询问相关病情，我们看到一个有些悲情的故事慢慢展开。

患者姓李，我们暂且称之为"小李"吧。小李是 1984 年出生的，今年 37 岁，由于小时候家里穷，而且家里重男轻女，初中没毕业就辍学了。之后她跟着同乡到城里打工，早早地和一个男同乡同居，不到二十岁就生下了一个小男孩。但是孩子的降生，给本就捉襟见肘的生活带来了更大的压力。男同乡无力支撑这个小家庭，生活的压力让他开始借酒消愁并且染上了酒瘾，慢慢地居然喝醉了酒就打小李、打孩子，后来甚至在外面又找了其他女人。在孩子刚刚四岁的时候，男同乡抛下小李和孩子，消失了。

好在小李非常坚韧，在周围人的帮助下，硬是自己一个人带着孩子熬过了最艰难的时间。后来，又在朋友的介绍下，她认识了现在的老公，生了一个小姑娘。一家四口，日子虽然不算富裕，但总也是不愁温饱。生活的磨砺使得小李对于眼前的日子倍加珍惜，总是尽自己最大的努力去关爱老公，关爱孩子，却往往忽略了自己。街道居委会组织的乳腺癌和宫颈癌的两癌筛查，她也从来没有关注过，总觉得自己年纪轻轻的，没有任何不舒服，干吗要去做这些检查。

其实，早在大约一年之前，小李就曾经出现过同房后阴道出血的表现。因为出血不多，也没有其他不适，小李也就没有放在心上。后来，同房后出血的次数渐渐增多了，小李现在的老公也劝小李去医院检查一下，但是小李总觉得老公想得太多了，自己的那些姐妹也有不少有过类似的症状，也没见有什么问题啊。所以，小李只是自己在药店买了点儿止血药，有出血的时候，就吃上那么一两粒，血也就止住了。就这样，小李一直拖着没有去医院检查。

终于，在大约二十天前，小李出现了第一次大出血，当鲜血顺着裤腿流出来的时候，小李的心里"咯噔"了一下，她似乎感觉到了什么。果然，当地医院给她做了病理活检，出来结果后直接就建议她到大医院治疗。所以，小李的家人陪着她来到了北京。很快，小李的宫颈活检病理会诊结果出来了，证实了当地医生的诊断，就是宫颈鳞癌。而且，根据妇科大夫的检查，肿瘤已经累及宫旁组织，盆腔核磁检查也显示盆腔淋巴结肿大。这样一来，根据新的宫颈癌分期，就已经是ⅢC期，算是晚期了。手术是做不了了，只能是做同步放化疗。小李的老公，那位憨厚的男人，哭着哀求大夫："大夫，求求您救救她吧，她真是太苦了！您一定要救救她，这个家离不了她啊！花多少钱都没有关系，求求您给她做了手术吧！"

可是，早期的宫颈癌是可以做手术的，但这个期别只能选择同步放化疗了。肿瘤科医生，经常碰到像小李这样的患者，可每每面对这样的哀求，依旧是心里充满了无力感。宫颈癌有明确的病因、有非常有效的早筛手段，国家在很多地方也都广泛开展了免费的两癌筛查（乳腺癌和宫颈癌），就是在遏制这两种严重危害我国女性健康的恶性肿瘤。只要是能按常规筛查，完全可以阻止悲剧的发生。但是，往往由于女性对于自身健康的忽视，使得本可以早期发现的问题一拖再拖，拖成晚期。就像小李，经历了那么多的苦难，按理说，这幸福生活才刚刚开始，却又被自己的不在意导致的恶果摆了一道。

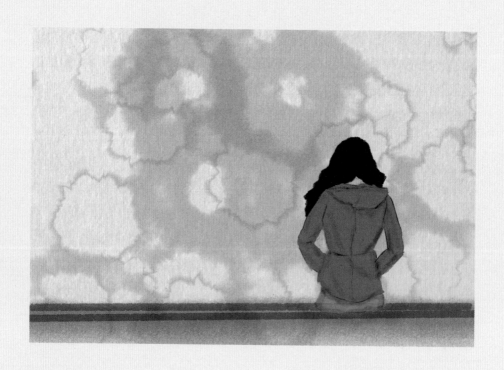

案例 B

小心驶得万年船

又是一个夏季闷热的桑拿天，整个世界似乎都有些恹恹的。出门诊前，我特意洗了把脸，又喝了杯冰美式，似乎人精神了些。门诊依旧是人山人海，每每穿过候诊大厅去妇科门诊，总希望在这里能少看到一些人，人少就意味着肿瘤患者少，然而今天人是一点儿没少。

炎热的天气、拥挤的人群，看了几十个患者之后，终于，就剩下两个患者了。看着其中一个熟悉的名字，我的心情明显轻松了一些。这个患者姓王，姑且叫她王大姐吧。王大姐跟我很熟了，从她原来在我们妇科已经退休的陈大夫那里检查，到后来定期来我的门诊检查，王大姐来我们这里检查已经有接近二十年的时间了。其实，说王大姐是患者，的确是有些不太合适，毕竟王大姐并没有病，她每次来，基本都是例行的常规查休。

说起王大姐和我们的渊源，那话可真是长了。听已经退休的陈大夫讲，最初王大姐来我们医院，是那一年她陪老家的表姐来北京治疗乳腺癌。由于王大姐有子宫肌瘤，一直在家附近的医院定期做着超声检查，因此，顺道她就挂了个妇科号，想着也做个超声检查。就在那次的门诊，陈大夫给王大姐做了宫颈癌的人乳头状瘤病毒（HPV）检查还有宫颈液基细胞学（TCT）检查，也就是我们现在常说的 HPV 和 TCT 检查。从那以后，每年王大姐都会来医院做妇科休检：超声、宫颈癌筛查、妇科常见的肿瘤标志物检查。2010 年的那次检查，发现了高危型的 HPV 阳性，鉴于王大姐既往没有过阳性感染史，我们建议她 3~6 个月复查一次 HPV。然而，3 个月后的 HPV 复查结果并没有像我们希望的那样转明。随后，我们给王大姐进行了阴道镜检查，结果显示有醋白上皮和碘染不着色区。我们赶紧取了宫颈活组织检查，最后的病理结果显示是宫颈上皮内瘤变 II 级。为了不耽误病情，我们第一时间为她做了宫颈环形电切术，也就是常说的 LEEP 手术。术后的病理结果显示没有发现更重的病变，并且切缘都没有宫颈上皮内的病变。这之后，两个月、半年的定期随访也都没有异常发现，然后王大姐就恢复了一年一次的定期随访直到现在。

"哎哟，王大姐，时间真快啊，这又是一年了！您怎么样啊？"看到她，我的语调也跟着轻松起来。

"可不是，这又过了一年了啊。这到点就得来看看您啊。"王大姐也是同样的轻松，似乎是朋友间的见面寒暄。

按照常规，我给王大姐做了例行检查，检查完毕，王大姐说："今天，我还带了我家姑娘来，下个号就是她，向您咨询一下。"

"哦，你家姑娘？我记得你家姑娘好像是在读高中吧？她怎么了？"

"您记得不错，我姑娘上个月刚高考完，我和她爸带着她出去转了一圈，这刚回来。趁着我来医院，一起带她也来看看。我记得您当初说宫颈癌

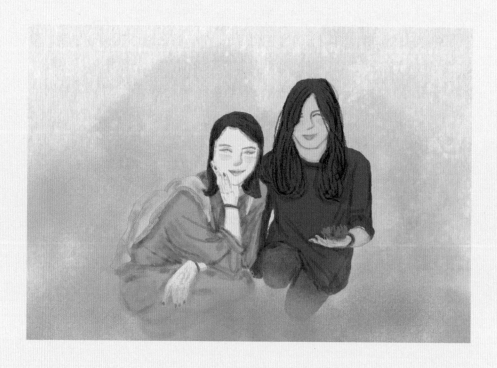

是可防可治的一种癌症，得宫颈癌，主要是因为感染了高危型人乳头状瘤病毒。我当初就是因为这种病毒感染，才得了宫颈上皮内瘤变。当时陈大夫告诉我那是宫颈癌的癌前病变，幸亏我定期检查才能及时发现。这不，我知道现在有了疫苗，正好这时候孩子也高考完了，以后就要离家上学，接触社会的机会也就逐渐增多了，所以想带着姑娘一起来咨询您关于宫颈癌疫苗的事情。"王大姐爽利地说着，同时叫小姑娘进来。十八岁的小姑娘正是花一般的年纪，整个人都显得水灵灵的。看着小姑娘，似乎这闷热的天气也清凉了许多。

王大姐的例子就是在宫颈上皮内瘤变 I 级的时候，就给予了切除处理，避免了宫颈癌的发生。而王大姐带着刚刚高中毕业、十八岁的女儿前来咨询宫颈癌疫苗，自然是想把预防前移，尽量避免感染人乳头状瘤病毒。这样就能达到一级预防，也就从病因上预防了宫颈癌的发生。

早早期症状

可以没有任何症状

查出来是早期，大不一样

早期宫颈癌是可以达到根治的，尤其是 IA 期的宫颈癌，也就是需要显微镜下才能诊断的早早期宫颈癌（指侵及宫颈间质深度小于等于 5mm）。符合条件的患者，甚至是可以保留生育功能的。而 IB 期，指临床上超出 IA 期标准，也就是侵及宫颈上皮下组织大于 5mm。根据肿瘤大小，以 2cm 和 4cm 为分界点，可以分为 IB1、IB2 和 IB3 期。随着期别的进展，宫颈癌的预后越来越差。

早早期宫颈癌，可以采取宫颈锥切的手术方式进行治疗，甚至实现治愈。部分早期宫颈癌，也可以实施保留生育功能的手术。而晚期宫颈癌患者，却失去了手术治疗的机会。

表8-1　不同宫颈癌手术方式与住院时间

	LEEP手术	宫颈锥切术	全子宫切除	宫颈癌根治术
住院时间	门诊手术	1～3天	5～8天	10～14天

认识宫颈癌

宫颈癌常见吗

据世界范围内统计，每年有 50 万左右的宫颈癌新发病例，占所有癌症新发病例的 5%，其中的 80% 以上的病例发生在发展中国家。2019 年发布的《中国人乳头瘤病毒及相关疾病报告》显示，当年我国宫颈癌新发病例约 10.64 万例，死亡人数约 4.77 万例，宫颈癌严重影响着我国女性生命健康。

宫颈上皮内瘤变（指已经有了细胞形态的异常，但还不到诊断癌的标准，也可以叫宫颈的癌前病变）及早早期的宫颈癌可以没有任何症状。有的患者可以有接触性出血。所谓的接触性出血一般是指性生活后的少量出血。另外有的患者可以表现为异常白带，如血性白带、白带增多，以及不规则阴道出血或绝经后阴道出血等。

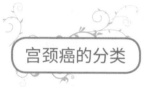

宫颈癌的分类

宫颈癌是发生于宫颈上皮的恶性肿瘤，世界卫生组织（2014）的子宫颈肿瘤组织学分类将宫颈癌主要分为三大类：鳞状细胞癌、腺癌和其他上皮性肿瘤（包括腺鳞癌、神经内分泌肿瘤和未分化癌等）。其中鳞状细胞癌最为多见，约占宫颈癌的 70%～80%，腺癌占 20%～25%。我们通常所说的宫颈癌，主要是指宫颈鳞状细胞癌。

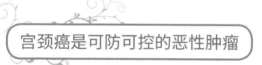

宫颈癌是可防可控的恶性肿瘤

随着医学的发展，宫颈癌已成为一种可防可治的癌症。早在 1981 年，德国著名科学家、医学家哈拉尔德·楚尔·豪森就指出人乳头状瘤病毒感染与宫颈癌有密切关系。2004 年国际癌症研究署发布一致声明：人乳头状瘤病毒感染是宫颈上皮内瘤变及宫颈癌发生的必要因素。基于这一发现，只要是能够避免人乳头状瘤病毒感染，也就能避免宫颈癌的发生。更何况，并不是说感染了人乳头状瘤病毒就是得了宫颈癌。大约 80% 的人乳头状瘤病毒感染是一过性的。感染了人乳头状瘤病毒的年轻女性，70% 的病毒 DNA 可在 1 年后转阴，90% 的在 2 年后转阴，仅约有 1% 的可能发展为宫颈癌，并且，从人乳头状瘤病毒感染，到宫颈癌前病变（也就是宫颈上皮内瘤变），再到发展为宫颈癌，也是一个相当漫长的过程。因此，只要能阻断人乳头状瘤病毒感染，或者是从感染到宫颈上皮内瘤变间任何一个阶段给予相应的处理，就能阻止宫颈癌的发生。

2018 年 5 月，世界卫生组织呼吁采取协调行动消除子宫颈癌。2020年 11 月 17 日，世界卫生组织正式启动消除战略，发布了《加速消除宫颈癌全球战略》。如果成功实施疫苗接种、筛查和治疗这三项措施，到 2050年，可以减少 40% 以上的宫颈癌新发病例和 500 万相关死亡病例。

宫颈癌与人乳头状瘤病毒

人乳头状瘤病毒 HPV 是双链环状 DNA 病毒，由蛋白质衣壳包裹。E6、E7 基因是 HPV 的致癌基因，其编码的 E6、E7 蛋白可引起上皮转化，促进细胞恶变。HPV 病毒可引起生殖器官、肛门、皮肤等部位的多种良恶性病变。

目前发现的人乳头状瘤病毒有 100 多个型别，其中 40 个以上的型别与生殖道感染有关。根据其引起宫颈癌的可能性，2012 年国际癌症研究机构（IARC）将其分为高危型、疑似高危型和低危型。前两者与宫颈癌及高级别外阴、阴道、宫颈鳞状上皮内病变 (SIL) 相关，后者与生殖器疣及低级别外阴、阴道、宫颈 SIL 相关。常见的高危型有 16、18、31、33、35、39、45、51、52、56、58、59 共 12 个型别；疑似高危型有 26、53、66、67、68、70、73、82 共 8 个型别；低危型有 6、11、40、42、43、44、54、61、72、81、89 共 11 个型别。

持续的高危型 HPV 感染是宫颈癌及癌前病变的首要因素。在中国 170万一般人群中开展的 HPV 流行病学研究发现，最常见的 5 种 HPV 型别分

别 为 HPV 16(3.52%)、HPV 52(2.20%)、HPV 58(2.10%)、HPV 18(1.20%)和 HPV 33(1.02%)。研究发现宫颈癌标本中99.8%～100%可找到 HPV的 DNA；其中 HPV 16 最常见，存在于约 54% 的宫颈癌样本中，其次为HPV 18，存在于 16% 左右的宫颈癌标本中。2007 年我国研究数据显示，HPV16/18 的 DNA 存在于 84% 的子宫颈癌样本中。

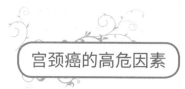

宫颈癌的高危因素

除了高危型人乳头瘤病毒感染，与宫颈癌相关的高危因素还包括：

① 不良性行为：过早开始性生活，多个性伴侣或丈夫有多个性伴侣；

② 月经及分娩因素：经期卫生不良，经期延长，早婚，早育，多产等；

③ 性传播疾病导致的炎症对宫颈的长期刺激；

④ 吸烟：尼古丁降低机体的免疫力，影响对 HPV 感染的清除，导致宫颈癌特别是鳞癌的风险增加；

⑤ 长期服用口服避孕药：服用口服避孕药 8 年以上，宫颈癌特别是腺癌的风险增加 2 倍；

⑥ 免疫缺陷与抑制：HIV 感染导致免疫缺陷和器官移植术后长期服用免疫抑制药物，都会导致宫颈癌的发生率升高；

⑦ 其他病毒感染：疱疹病毒 II 型（HSV- II ）与宫颈癌病因的联系不能排除。其他因素如社会经济条件较差、卫生习惯不良、营养状况不良等也可能增加宫颈癌的发生率。

女性宫颈的上皮由颈管内的单层柱状上皮、宫颈阴道部的复层鳞状上皮组成。宫颈鳞状上皮和柱状上皮交界的位置即鳞柱交界。受到年龄、激素状态、阴道酸碱度等多种因素的影响，宫颈柱状上皮会周期性出现"外翻"和"回缩"的生理性改变,而"回缩"的宫颈腺上皮会被鳞状上皮取代,即所谓鳞化。鳞化在镜下依次可见储备细胞增生、不成熟鳞化和成熟鳞化,最终与原来的鳞状上皮难以区分。这一现象使得鳞柱交界处出现"宫颈移行区"。移行区上皮最薄,尤其易受 HPV 感染,也是宫颈癌常发的部位。

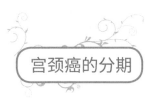

宫颈癌的分期

说起癌症的期别,广大读者一般更容易理解的说法是早期和晚期。宫颈癌一般分为四期(Ⅰ~Ⅳ期),其中Ⅰ期又分为 IA 和 IB 两个期别。通常来讲,IA 期的宫颈癌只有几毫米,需要在显微镜下才能明确诊断,如果肉眼能看到了肿瘤,基本都是到了 IB 期了。所以,早早期宫颈癌,或者说宫颈早侵癌,通常是指 IA 期的宫颈癌。同样,Ⅱ期也可以分为ⅡA 和ⅡB 两个期别。根据目前的临床治疗原则,ⅡA 期及ⅡA 期之前的宫颈癌,通常称为早期宫颈癌,可以选择手术治疗。而ⅡB 期及ⅡB 期之后的宫颈癌,统称为晚期宫颈癌,一般选用同步放化疗进行治疗。

IA 期基本肉眼不可见,需要显微镜下诊断;IB 期为肉眼可见病灶。如图 8-1 所示。

名词解释
同步放化疗:
即在放射治疗的同时给予患者化疗药物。

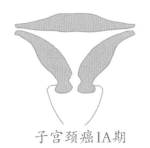
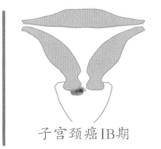

子宫颈癌IA期　　　　　子宫颈癌IB期

图8-1　宫颈癌IA与IB期

ⅡA期指肿瘤超出宫颈，长到了阴道壁（未达下 1/3），没有长到子宫旁组织；ⅡB期指肿瘤已经长到子宫旁组织，长透子宫颈层。见图8-2。

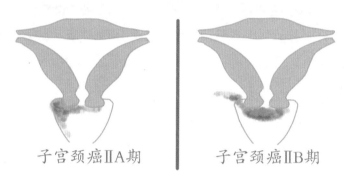

子宫颈癌ⅡA期　　　子宫颈癌ⅡB期

图8-2　宫颈癌ⅡA与ⅡB期

Ⅲ A 期肿瘤已经卡到了下 1/3 的阴道壁，但没有长到骨盆壁。Ⅲ B 期肿瘤已经长到了骨盆壁。

Ⅳ期肿瘤累及周围膀胱和直肠；Ⅳ B 期肿瘤有远处转移。

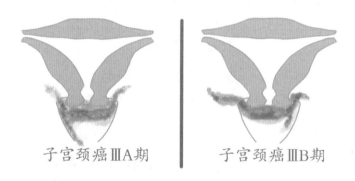

子宫颈癌ⅢA期　　　子宫颈癌ⅢB期

图8-3　宫颈癌ⅢA与ⅢB期

不恐惧，所有分期都有办法

针对不同期别的宫颈癌，可以选择不同的治疗方式。部分早期的宫颈癌可以仅仅做一个小小的锥切手术就可以达到治愈的目的，而且对于有生育要求的部分患者还可以保留生育功能。见图 8-4。而随着期别的进展，手术是越来越大，直到失去手术机会。对于分期较晚的宫颈癌和复发性宫颈癌，虽然现阶段的治疗手段还不能给患者们带来所期待的那种治疗效果，但随着医学的日新月异，放疗、化疗技术的进步，靶向药物及免疫治疗发展，这部分患者也看到了更多的希望，生存率在不断提高，病痛在不断减轻，生存质量也在不断提高。

"偶尔治愈，常常帮助，总是安慰。"

因此，无论分期如何，是否复发，广大患者和家属都要保持信心，积极治疗，而且要选择正规医院接受规范治疗。

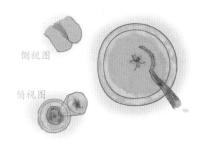

侧视图

俯视图

图8-4　宫颈锥切术

认识宫颈癌筛查

宫颈癌是病因明确的恶性肿瘤，而且具有有效的筛查手段。从人乳头状瘤病毒感染，到宫颈癌前病变（也就是宫颈上皮内瘤变）的发生，再到发展为宫颈癌，是一个相对漫长的过程。只要阻断人乳头状瘤病毒感染，或者在癌变前任何一个阶段给予相应的处理，就能阻止宫颈癌的发生。

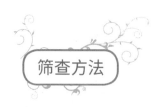

筛查方法

宫颈细胞学涂片检查及 HPV 检测是现阶段发现早期宫颈癌及癌前病变的初筛手段，二者联合有利于提高筛查效率。实际上，对于宫颈癌筛查应该选择宫颈细胞学检查，还是选择 HPV 检测作为首选方式目前仍然存在一定争议。一般来说，针对性活动比较活跃的年轻女性，尤其是小于 30 岁的女性，HPV 不宜作为宫颈癌的首筛方式，因为这个年龄阶段的女性感染 HPV 的概率相当高，而且绝大部分为一过性。

宫颈细胞学，作为宫颈癌的筛查方式已有将近七十年的历史，到目前为止仍然是全世界公认的最有价值的筛查技术之一。宫颈细胞学检查目前常采用的是薄层液基技术，通常称为 TCT 检查，广泛应用于临床。

随着对高危型人乳头瘤病毒和子宫颈癌关系的研究以及检测技术的进步，子宫颈癌筛查策略也在不断发展。高危型 HPV 筛查的敏感度高于细胞学筛查，对鳞状细胞和腺细胞都敏感，阴性预测值接近 100%，但特异度和阳性预测值相对较差一些。高危型 HPV 检测对宫颈 CIN3 级以上风险的阴性预测值最高。

> **名词解释**
> 宫颈 CIN3 级：重度的癌前病变

随访安排

结合有关宫颈癌筛查的推荐以及我国的具体情况，可参考以下筛查原则。

①宫颈癌筛查应该在 21 岁时开始。除了 HIV 感染者外，<21 岁者无

论性生活开始年龄或者有无其他相关危险因素，都可以暂不筛查。

②21~29岁，仅做细胞学筛查，<30岁不做联合筛查。

③30~65岁，每3年做1次细胞学+HPV联合筛查。

④既往有足够的阴性筛查结果且没有CIN2及以上病变者，65岁后可停止筛查。（足够的阴性筛查结果是指：过去10年里连续3次细胞学阴性或连续2次联合筛查阴性，且最近一次筛查在5年内。）既往有CIN2、CIN3或原位腺癌的女性，应该在病变自发消退或适当治疗后，继续筛查满20年，哪怕筛查年限超过65岁。

⑤全子宫切除术后患者，且既往没有CIN2或以上病变者，可以不再做细胞学筛查和HPV检测。全子宫切除术患者过去20年有CIN2或以上病变，以及任何时间内患宫颈癌的，都应该继续筛查。（每3年一次细胞学筛查，持续20年。）

⑥有下列风险因素的人（"高危"人群）应该接受比常规人群更频繁的筛查：

HIV感染者；

免疫抑制状态的人（如接受实体器官移植的患者）；

子宫暴露于己烯雌酚（一种雌激素）的人；

既往曾接受CIN2、CIN3或宫颈癌治疗的人。

⑦无论是否接种HPV疫苗，都应采用相同的筛查方法和策略。

细胞学单独筛查和联合筛查依旧是目前专业协会指南的推荐措施。

如果采用HPV检测作为单独筛查，建议：

①采用高危型HPV检测进行初筛。

②对筛出的高危型HPV感染的人，尤其是我国最常见的16、18、31、33、52、58型感染，应去医院做进一步检测。

③如医院检查有一项阳性，建议转阴道镜检查，伴侣也要做HPV分型检测。如男方确定HPV感染，要做好防范措施，尽可能避免女性伴侣

再次感染 HPV。

④根据阴道镜检查情况，确定是否做宫颈病理活检。

⑤如果以上分流检测阴性，建议 1 年后再做高危 HPV 分型复检，如检测结果阴性，就可以回归常规人群体检，如检测结果阳性，则需要继续到医院进行进一步检查。

美国癌症协会（ACS）于 2020 年 7 月 30 日更新了普通风险人群的子宫颈癌筛查建议，建议女性自 25 岁开始子宫颈癌筛查，25～65 岁首选每 5 年 1 次主要 HPV 检测（强烈建议）；若不能进行主要 HPV 检测，建议每 5 年 1 次联合检测（结合细胞学检查及 HPV 检测），或每 3 年 1 次仅细胞学检查（可接受）。ACS 建议年龄大于 65 岁且符合下列 2 条标准的人群可终止子宫颈癌筛查（合理建议）：（1）近 25 年内没有 CIN 2 级及 CIN 2 级以上病史；（2）近 10 年内有足够筛查且均为阴性的人群。2020 年的新版宫颈癌筛查指南有了很多新建议，参见表 8-2。

表8-2　2020年ACS子宫颈癌筛查指南

人群	2020年
＜25 岁	不筛查
25～65 岁	（1）首选每 5 年 1 次 FDA 批准的主要 HPV 检测。（2）次选每 5 年 1 次联合检测或每 3 年 1 次仅细胞学检查。（3）逐渐向普及主要 HPV 检测过渡，逐步舍弃联合检测或仅细胞学筛查。（4）根据《ASCCP 2020 风险的管理共识指南》管理筛查阳性结果人群
＞65 岁	（1）有先前足够的阴性筛查结果可终止复查。（2）先前足够的阴性筛查目前定义为在过去 10 年中 2 次连续主要 HPV 检测阴性，或 2 次连续联合检测阴性，或 3 次连续仅细胞学检查阴性，且最后近 1 次筛查在建议间隔时间内
子宫切除术后	在近 25 年中无 CIN 2 级及 CIN 2 级以上病史者终止筛查
HPV 疫苗接种后	与未接种疫苗个体一样遵循针对特定年龄的筛查建议

细胞学检测结果为 ASC-US 而 HPV 阴性的人，CIN 风险较低，推荐 3 年后再次联合筛查。

≥ 30 岁，细胞学检测结果阴性但 HPV 阳性的，应该按以下两种方法之一进行处理。

①12 个月后再次联合筛查。如果再次联合筛查为 ASC-US 或以上病变，或者 HPV 依旧阳性，建议做阴道镜检查。否则，3 年后应再次联合筛查。

②做 HPV 分型以鉴定 HPV16 或 18 型。HPV16 或 18 阳性者直接做阴道镜检查。如果 HPV16 和 18 型 2 种高危型均是阴性，那么 12 个月后再次联合筛查。

预防宫颈癌

由于人乳头状瘤病毒与宫颈癌之间的明确联系，接种 HPV 疫苗可以有效预防宫颈癌。截至目前，世界范围内有四种预防性 HPV 疫苗研制成功并上市，分别是美国默沙东公司的 4 价疫苗（加卫苗 4 价）和 9 价疫苗（加卫苗 9 价），英国葛兰素史克公司的 2 价疫苗（卉妍康），以及国内 2019 年上市的国产双价 HPV 疫苗。而且，就在 2020 年的 11 月 23 日，默沙东宣布 4 价加卫苗新的适应年龄修改为 9～45 岁。目前我国上市的宫颈癌疫苗情况见表 8-3，建议大家参考接种，积极预防宫颈癌。

表8-3　我国国家药品监督管理局批准上市的HPV疫苗特点和接种程序

项目	国产双价HPV疫苗（大肠杆菌）	双价HPV吸附疫苗	四价HPV疫苗	九价HPV疫苗
生产企业	中国厦门万泰	英国葛兰素史克公司	美国默沙东公司	美国默沙东公司

续表

项目	国产双价HPV疫苗（大肠杆菌）	双价HPV吸附疫苗	四价HPV疫苗	九价HPV疫苗
全球上市时间	未知	2007 年	2006 年	2014 年
中国上市时间	2019 年	2016 年	2017 年	2018 年
预防 HPV 型别	16/18	16/18	6/11/16/18	6/11/16/18/31/33/45/52/58
中国女性适宜接种年龄	9～45 岁	9～45 岁	9～45 岁	16～26 岁
预防 HPV 感染相关疾病（中国批准）	子宫颈癌、CIN 1 级、CIN 2/3 级、AIS，HPV 16/18 持续性感染	子宫颈癌、CIN 1 级、CIN 2/3 级、AIS	子宫颈癌、CIN 1 级、CIN 2/3 级、AIS	子宫颈癌、CIN 1 级、CIN 2/3 级、AIS，9 种 HPV 相关亚型感染
免疫量	共接种 2～3 剂，每剂 0.5mL	共接种 3 剂，每剂 0.5mL	共接种 3 剂，每剂 0.5mL	共接种 3 剂，每剂 0.5mL
接种方法和部位	肌内注射，首选上臂三角肌	肌内注射，首选上臂三角肌	肌内注射，首选上臂三角肌	肌内注射，首选上臂三角肌
免疫程序（接种方案）	15～45 岁 3 剂，第 0、第 1、第 6 个月接种；9～14 岁 2 剂	3 剂，第 0、第 1、第 6 个月接种	3 剂，第 0、第 2、第 6 个月接种	3 剂，第 0、第 2、第 6 个月接种

名词解释
宫颈腺上皮内瘤变与 CIN（宫颈上皮内瘤变）相似。
CIN 指鳞状上皮。
AIS 指腺上皮。

辟谣与真相

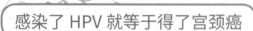

感染了 HPV 就等于得了宫颈癌

尽管高危型 HPV 感染是宫颈癌发生的必要因素，但是，感染了 HPV

并不等于得了宫颈癌。因为 HPV 感染在女性中是一个比较普遍的现象。数据显示：在宫颈癌发生率相对比较高的国家，HPV 的感染率可以达到 10%～20%，就是说 5～10 名女性中就有一名 HPV 阳性。即便是在宫颈癌发生率比较低的国家，女性 HPV 的感染率也达到了 5%～10%。可以说，HPV 感染并不是一个小概率事件。这些 HPV 感染，大约 80% 是一过性的，仅约有 1% 的可能发展为宫颈癌。

所以，感染了 HPV，并不等于得了宫颈癌，但是，面对高危型的 HPV 感染，一定要重视，尤其是受到 HPV16 和 HPV18 这两种亚型的 HPV 感染的人，建议要进一步进行阴道镜检查。

打了宫颈癌疫苗，就不用再进行宫颈癌筛查了

这种说法不对。打了宫颈癌疫苗，依然要定期进行宫颈癌筛查。

2012 年国际癌症研究机构定义的高危型 HPV 有 16、18、31、33、35、39、45、51、52、56、58、59 共 12 个型别；疑似高危型有 26、53、66、67、68、70、73、82 共 8 个型别。

而目前上市的四种宫颈癌疫苗。卉妍康和国产双价 HPV 疫苗是 2 价疫苗，针对 HPV16 和 HPV18 两种高危亚型 HPV；4 价加卫苗包含 HPV16 和 HPV18 两种高危亚型和 HPV6 和 HPV11 两种低危亚型；9 价加卫苗是目前覆盖面最广的宫颈癌疫苗，但也仅仅覆盖了 6、11、16、18、31、33、45、52 和 58 共 9 个亚型的 HPV。针对 HPV，即便是针对高危型的 HPV，现有疫苗都做不到全覆盖。因此，即便是打了 HPV 疫苗，甚至是 9 价的疫苗，都还应该定期进行宫颈癌筛查。

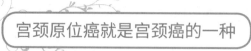
宫颈原位癌就是宫颈癌的一种

宫颈原位癌其实不是癌。严格来讲宫颈原位癌应该归属为宫颈高度上皮内瘤变，是指增生细胞累及宫颈上皮全层，但未突破基底膜。因此，尽管带着"癌"字，宫颈原位癌却并不是真正意义上的癌。

宫颈癌都能手术

不是所有的宫颈癌都能手术治疗。

手术治疗是肿瘤治疗的重要组成部分，也是广大患者最容易理解、最容易接受的治疗方式。但是，并不是所有的宫颈癌都能进行手术治疗。通常来讲，早期宫颈癌（ⅡA 期以及 ⅡA 期之前）可以进行手术治疗，而晚期宫颈癌（ⅡB 期及 ⅡB 期之后）患者大部分只能进行同步放化疗。

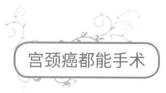
得了宫颈原位癌，干脆直接切了子宫吧

不是的，得了宫颈上皮内瘤变Ⅲ级（宫颈原位癌），不能直接进行全子宫切除，必须经过宫颈锥切术。宫颈锥切术是指从外向内锥形切除部分宫颈组织，这样既能切除宫颈病变又可以提供宫颈组织做进一步的相关检查。因此，宫颈锥切术既是一种治疗手段，也是一种检查手段。

一般来讲，肉眼直视下的宫颈活检或者阴道镜辅助下的宫颈活检取材，所钳取的宫颈组织标本也就2～3毫米大小，这样，有可能漏掉其他部位的癌变存在。因此，通过活检病理诊断的 CIN3 级或者宫颈原位癌，并不能完全除外宫颈浸润癌存在的可能性。所以，如果诊断为宫颈上皮内瘤变Ⅲ级（宫颈原位癌），应该进一步做宫颈锥切术用于病理诊断。

并且，单纯的子宫切除术对于宫颈癌来讲，范围是不够的。宫颈癌的切除子宫手术是要求广泛的全子宫切除，意思就是不仅要切除子宫，还要切除一部分子宫周围的组织。

另外，宫颈癌的根治性放疗一般包括体外放疗和腔内放疗。体外放疗意思就是指放射治疗的放射源在患者体外，对着宫颈部位进行照射。而腔内治疗，是指通过一个特殊的装备，把放射源经过阴道和宫颈放进子宫腔里面，可以更近距离地照射肿瘤，显著提高放射效果，达到治疗肿瘤的目的。但是，假如切除了子宫之后，就失去了子宫腔这个天然腔隙，不能再进行腔内放疗。这样，手术范围切除不够，放疗也达不到根治剂量，治疗就会陷入两难的境地。

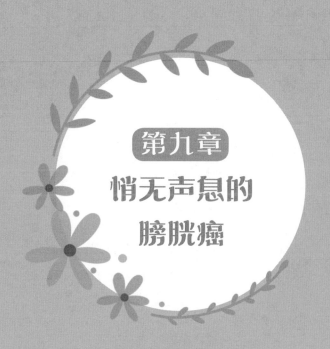

第九章

悄无声息的
膀胱癌

案例 A

小体检给了我大希望

　　老胡是一个地地道道的北京人，辛苦了一辈子，还没退下来，老胡就已经开始畅想自己的退休生活了，打算带着老伴儿把年轻想去没时间去，舍不得花钱去的地方都去一趟。

　　老胡也很重视身体健康，每年单位组织体检，很多小伙子自己觉得自己身体健康，都以工作忙抽不出时间为由不去，老胡则是每年雷打不动地参加，哪怕体检现场人山人海排大队，也绝不漏掉一个项目。用他的话说，身体是自己的，虽然自己每天锻炼，能吃能睡，但毕竟年纪大了，零件老化，每年当然需要检修保养。

　　说起来那是前年秋天的事情了，一年一度的体检又到了，这天老胡早早地来到了超声科，做完了腹部盆腔的超声。下午拿到体检报告后，门诊的陈医生建议老胡去泌尿科门诊好好看一看。这不禁让老胡心里咯噔一下。马不停蹄地挂了泌尿科门诊的号，看了门诊后，老胡心都凉了。大夫告诉老胡，他的膀胱里发现了一个异常的占位，需要进一步检查，给他开了一个盆腔增强 CT。事到如此，老胡只能心事重重地完成了检查。最后的检查结果发现，他的膀胱右侧壁长了一个小肿瘤。老胡感觉很奇怪，自己平时生活健康，也没有抽烟喝酒这些不良嗜好，还积极锻炼，也没觉得不舒服，怎么就突然得了这个病了。医生告诉他，现在只是发现膀胱里面长了一个东西，是好是坏都不好说，建议下一步在泌尿科门诊做一个膀胱镜检查。检查的时候，会把肿物取出来做病理检查，然后才可以知道是什么疾病。

　　老胡按照医生的意见，做了膀胱镜，病理结果显示是低级别非浸润性尿路上皮癌，直径 1cm。正当老胡心事重重的时候，医生告诉他："不用担心，这是膀胱尿路上皮癌，就是平时我们所说的膀胱癌。膀胱癌分高级别和低级别，低级别比较好；也分浸润性和非浸润性，非浸润性比较好。你这种情况，属于及时发现的早期膀胱癌，只要做一个小手术，术后积极配合治疗，效果非常好，大部分患者甚至可以治愈，不会影响你的寿命。"老胡这才稍微放下了点儿心，他没敢瞒着，第一时间告诉了家里人自己的情况。老伴先是非常震惊，忍不住抹眼泪，后来也接受了，既然发现了，那就按照医生给的办法治疗吧。孩子也安慰老胡，说自己查了相关的资料，他的这个病属于膀胱癌的非常早期，有的人会有血尿，有的人则是没有任何症状，还好他积极参加体检及时发现，只要早发现早治疗，这个病治疗效果就会非常好。

之后，老胡按照医生的医嘱，住院，手术，然后顺利出院了。手术后的病理和术前一样，按照医生的指示，老胡又做了一次膀胱灌注治疗。之后就是定期复查。

再见到老胡是 2021 年夏天了，他整个人红光满面，精神矍铄。

现在每年的体检，老胡都要求家里人必须参加，只要早发现早治疗，原来癌症也没那么可怕。

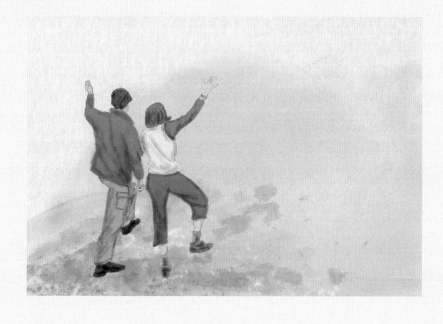

案例 B

说倒下就倒下了

那年老张 48 岁，岁月已经在他脸上刻出了好几道深浅不一的皱纹。这个年龄正是一个男人事业的黄金时期。事业上升期的他有忙不完的工作，喝不完的酒局，整天雷厉风行，风风火火，走路都带风。孩子刚刚上大学，以后还要结婚生子。爱人是全职太太，整个家就完全靠他了。他知道自己不能倒下，有时候也觉得压力很大，但是没办法，上有老下有小的年纪，再难也得扛下去。

日子就这么一天一天地过着，突然有一天，老张对爱人说，自己刚刚上厕所，撒出来的尿液感觉是鲜血。爱人吓得脸色煞白，赶紧拉着他上医院。

老张这才说出来，原来半年前自己在一次排尿的时候突然发现，尿色比平时深了，但是也没重视，以为是吃上火了外加没休息好，过两天就好了。那几天自己刻意多喝点儿水，过了两天，尿的颜色果然浅多了。大概过了一个月，尿液颜色又变深了，老张还是按照上次那样处理，果然过几天又好了。反复了几次，老张越来越不在意，觉得没啥问题，也不疼不痒。后来尿里渐渐有了淡淡的红色，小肚子似乎也有点儿隐隐作痛，但工作繁忙的老张，顾不上这些，觉得反正过几天就好了，甚至已经开始习惯了。

夫妻俩到了医院泌尿科，超声和 CT 检查结果出来后，医生告知老张，他的膀胱里面长了一个东西，需要做进一步的检查。老张爱人吓得差点儿没当场晕过去。第二天，膀胱镜检查就安排上了，病理结果显示是高级别尿路上皮癌。老张也住进了泌尿科的病房。医生告诉老张，他的膀胱癌体积非常大，CT 显示已经侵犯出膀胱了。为了看看全身有没有转移，他又做了肺部的 CT，结果发现肺里面已经有异常结节了，考虑是转移。老张的血尿也日益严重，血色素直线下降，甚至需要靠输血来维持血色素。

　　全家都来了医院，和医生商量下一步怎么办。医生告诉他们，老张目前已经是膀胱癌晚期了，考虑肺部转移，一般情况下，晚期患者手术不是首选，但是考虑到患者目前血尿严重，一为了止血，二为了降低肿瘤负荷为下一步治疗做准备，还是建议做一个膀胱全切术，根据术中情况和术后病理，决定下一步治疗。手术很大，风险也很高，但是老张已经没有更好的选择了。全家人只能含泪接受。手术很顺利，老张恢复也很快，家里人似乎看到了点希望。术后病理提示高级别尿路上皮癌，侵犯盆壁，属于膀胱癌晚期，需要配合化疗。多个化疗疗程下来，老张感觉自己老了二十岁，头发也掉光了，体力也弱了。但好消息是，几轮复查下来，手术局部没有明显复发迹象，肺里面的结节也在变小。

　　然而好景不长，半年后，肺里的结节控制不住了，开始长大。医生又给老张加上了靶向治疗，但效果仍然不好。那段时间，老张整个人状态很差，虽然医生和家人都告诉他要积极面对，肯定可以扛过来，但是他心里比谁都

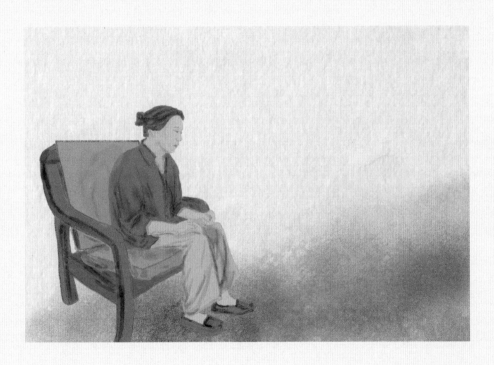

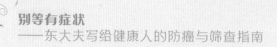

清楚，自己恐怕时日不多了。看着白发一天天变多的爱人和刚刚上大学，马上要走上社会的儿子，他不禁泪流满面，深深地自责起来。只怪自己平时一心忙工作，忽略了身体，也不和家里人商量，如果早点儿看、早点儿治疗，说不定现在也不会是这个局面。

后来，我在门诊没再见到过老张，心中隐隐感觉不妙。最后在一次随访中，我接通了他爱人的电话，电话那头泣不成声，说老张已经走了，还没赶上过 50 岁的生日……

老张已经远走，希望他的悲剧不会再发生在任何人身上。

早早期症状

可以没有任何症状

查出来是早期，大不一样

人类的膀胱从内向外大体上分为三层，分别是黏膜层、肌层、浆膜层。膀胱癌在发展的过程中，会从黏膜层开始生长，然后逐渐往外发展，侵犯肌层和浆膜层。对于膀胱癌来说，它侵犯的层次会极大地影响膀胱癌的治疗效果和患者的寿命，因此侵犯深度是评价膀胱癌最重要的指标之一。

由于黏膜层血管和淋巴管都比较少，如果肿瘤仅仅局限在黏膜层的话，转移到淋巴结和其他部位的概率比较低，通过简单的电刀切除再配合膀胱灌注药物治疗，就可以达到很好的疗效。一般认为如果术后5年不复发，肿瘤就算治愈了。临床上也把5年生存率作为衡量肿瘤对人寿命影响的主要指标。

如果膀胱癌早期发现，绝大部分局限在黏膜层，不会侵犯肌层，因此我们称之为非肌层浸润性膀胱癌，或浅表性膀胱癌。这种膀胱癌，通过内镜下电切手术切除5年生存率高达93%，可以说几乎绝大部分患者的寿命都不会受到影响。

但如果没有早期发现，肿瘤向外生长，侵犯了肌层，甚至侵犯到膀胱外面的其他器官，我们称之为肌层浸润性膀胱癌。这就已经错过了最佳的治疗时机，电切手术一般就无法进行了，可能需要整个膀胱切除，会极大地影响患者的生活质量。部分患者甚至会丧失手术的机会，只能依靠化疗或放疗等来控制肿瘤。对于这类膀胱癌，5年生存率可下降至12%～55%。

能否早期发现膀胱癌会极大地影响患者的寿命，因此膀胱癌的早诊断早治疗有非常重要的临床意义。

认识膀胱癌

如果把人类的泌尿系统比作下水道的话，膀胱就是最下面负责储存废水的地方，而发生在膀胱的恶性肿瘤，就叫膀胱癌。膀胱肿瘤也分很多类型，有尿路上皮癌、乳头状尿路上皮癌、平癌、鳞状细胞癌、腺癌等。

膀胱癌的临床分期标准，普遍采用国际抗癌协会的 2002 年第 6 版 TNM 分期法。T 描述肿瘤本身的情况，N 描述淋巴结的情况，M 描述转移的情况。

Tis-T4，原位癌侵犯的范围越来越大，深度越来越深。

N0-N3，描述癌细胞对淋巴结的侵犯，N 后面的数字越大，表示淋巴结受到的影响越严重。

M0 是没有远处转移，M1 表示有远处转移了。

简单来说，早期一般指肿瘤仅限于膀胱内。中期是指肿瘤突破了膀胱的肌层。晚期则是指局部淋巴和远处都有了转移。大部分膀胱癌属于尿路上皮癌。

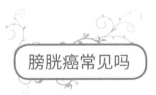

膀胱癌常见吗

膀胱癌相对比较常见。在我国，男性膀胱癌发病率位居全身肿瘤的第七位，且近年来发病率有增高趋势。男性发病率是女性的 4 倍左右。

目前认为吸烟、长期大量饮用咖啡、接触某些化学物质（如染料、油漆、洗涤剂等）、服用镇痛药都可能和膀胱癌的发生有关。因宫颈癌而做过盆腔放疗的女性发生膀胱癌的概率会增加。

膀胱癌的症状

膀胱癌如果处于非常早期，可以没有任何症状，继续发展，则可出现膀胱刺激症状和血尿。血尿是膀胱癌最常见的症状，膀胱癌血尿的最典型特征，是全程无痛肉眼血尿。

膀胱癌瘤体可能出血，如果出血量较少，肉眼观察尿液可能无异常，但尿液内的红细胞可能会刺激膀胱黏膜，产生尿频、尿急、尿痛的症状，我们称之为膀胱刺激症状。此外，如果肿瘤发生在膀胱特定区域（三角区），或膀胱癌合并一些炎症的时候，也可能出现膀胱刺激症状。因此，如果出现尿频、尿急、尿痛的情况，一定要引起注意，及时就医。

此外，发现红色尿后，要注意分清是真性血尿还是假性血尿。有些药物可以引起红色尿，如氨基比林咖啡因片、苯妥英钠、利福平等，食用火龙果有时也可导致尿液颜色发红，注意和真正的血尿区别。见图 9-1。

图9-1 食用火龙果之后的尿液颜色，可呈淡红色或紫色

需要注意的是，并非所有血尿都是显而易见的。

镜下血尿：尿液中含有一定量的红细胞时称为血尿，如果红细胞较少，肉眼可能无法发现尿液颜色异常，仅在显微镜下才能发现，我们称这种血尿为镜下血尿。

肉眼血尿：如果出血量继续增多，尿液中的红细胞超过一定的数量，眼睛就可以看到尿液颜色异常。轻度肉眼血尿尿液呈现淡红色，类似洗肉水样。中度肉眼血尿颜色继续加深，尿液颜色发红，混浊。重度肉眼血尿尿液呈现暗红色，完全不透明，更有甚者会出现鲜红色血尿，这一般提示动脉出血，这种出血通常流速较快，很难自行停止，需要立刻就医以防失

血过多发生危险。见图 9-2。

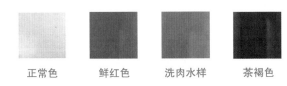

正常色	鲜红色	洗肉水样	茶褐色

图9-2　正常尿液颜色和不同程度血尿的颜色

膀胱癌血尿的最典型特征是全程、无痛、肉眼血尿。

全程：根据排出时间顺序，我们把一段尿液大致分为起始段、中段、终末段三段尿。其他疾病的血尿有可能会出现某一段尿液为血尿而其他段尿液正常的情况，但膀胱癌的血尿特点是三段尿均为血尿，也就是从排尿开始至最后结束，所有的尿液均为血尿。

无痛：指的是血尿的同时不会合并尿痛或小肚子痛的情况，这也是膀胱癌血尿的一个特征。因为膀胱癌血尿是由于肿瘤出血导致，因此一般不会疼痛。相比之下，结石、感染这些原因导致的血尿通常会伴随小肚子或其他部位的疼痛。

肉眼血尿：指的是眼睛就可以观察到的血尿。上面提到的血尿根据程度的不同，分为镜下血尿和肉眼血尿，膀胱癌也可以出现镜下血尿，但由于肿瘤出血呈现持续性，通常累积的量较多，一般肉眼血尿多见。

怀疑膀胱癌时，需要告诉医生什么

1 有没有血尿

血尿是膀胱癌最重要的症状了，大部分患者是因为血尿发现的膀胱癌。在门诊或住院期间，医生问诊时，以下几点一定要和医生说清楚。

①血尿出现的时间，这个有助于明确膀胱癌出现的时间。

②血尿持续的时间，可以帮助判断肿瘤的出血量。

③血尿的次数，从发病到就诊，一共多少次，或者多的时候每天多少次，帮助判断血尿的严重程度。

④尿的颜色，有的患者尿中血液少，只有显微镜才能看见；如血液再多一些尿液就会呈现淡红色，医生通常称之为"洗肉水样"；再多的话，尿液就会呈现明显的红色，此时尿中血液含量通常在4mL/L以上了。此外，如果血尿颜色很浓，还要告知医生尿液颜色是鲜红还是暗红。

⑤血液在尿液哪一段。有的患者是排尿开始时有血尿，之后就没了；有的患者完全相反，排尿开始时尿液清澈，排尿快结束了才出现血尿；有的患者排尿全程都是血尿。这些信息很重要，一定要和医生说清楚。

❷ 疼痛

有无疼痛也很重要，包括有没有尿道痛，下腹痛，腰痛等，以及疼痛和血尿的关系，是排尿的时候才疼，还是持续疼，抑或是间断疼痛但是和排尿没有关系。膀胱癌的典型表现是无痛的血尿，也就是不疼，但也不是绝对的。

❸ 尿频尿急

尿频尿急也是泌尿科医生最关注的问题。尿频指的是排尿次数明显多于平常（通常指的是白天超过8次，入睡后超过2次），且每次排尿量少（<200ml）。尿急指的是一有尿意必须马上排尿，不然就会尿意很明显，甚至尿裤子。部分膀胱癌患者由于血尿，尿中血液刺激膀胱壁，容易出现尿频尿急。

❹ 其他不舒服

比如，有没有发烧，排尿会不会突然暂停，排尿是否费劲，能不能尿干净，也是泌尿科医生关注的要点。

⑤ 有没有在别的医院做过检查

如果做过，检查报告要给医生看。在别的医院有没有做过手术也要告知医生，最好能提供手术记录和病理结果。如果在别的医院做过膀胱灌注、化疗也一定要告知医生。

⑥ 是否还有别的疾病

比如，合并高血压、糖尿病等。如果以前得过肾结石、膀胱结石这些疾病，更要告诉医生，这些合并疾病有可能会影响到医生的判断和决策。

⑦ 有没有做过别的手术

尤其是膀胱或肾、输尿管以前有没有做过手术，须告诉医生。

⑧ 有没有在吃一些药

有的药物，如阿司匹林和硫酸氢氯吡格雷片，会导致凝血功能异常，更容易出血。

⑨ 是否抽烟喝酒

抽烟是导致膀胱癌的原因之一，如果抽烟，要告知医生抽了多少年，一天抽多少包；如果已经戒烟，要告知医生之前怎么抽的，戒了多久了。如果自己不抽烟，但日常生活或工作环境中是否经常有人抽烟导致自己抽二手烟，也要告知医生。

⑩ 是否从事特殊工作

膀胱癌的发病和接触某些化学物质有关，如油漆、汽油等，如果日常工作经常接触一些化学制品，也要告知医生。

⑪ 家庭健康情况

家里父母兄弟姐妹有没有患膀胱癌的或者患有其他的恶性肿瘤。目前认为恶性肿瘤属于基因病，和遗传有一定关联，这些信息也有助于医生判断患者患有膀胱癌的可能性大不大。

不恐惧，所有分期都有办法

　　早期膀胱癌未侵犯膀胱肌层，通过膀胱肿瘤电切手术配合术后药物灌注即可达到较好的疗效；一旦肿瘤侵犯肌层，则预后明显变差。相关研究数据显示，早期局限性膀胱癌（癌症没有侵犯到膀胱的肌层）5年生存率高达93%，而一旦病情延误出现局部进展（癌症侵犯了膀胱的肌层）或转移（膀胱癌转移到了膀胱以外的地方），5年生存率可下降至12%～55%。因此膀胱癌的早诊断早治疗有非常重要的临床意义。

　　一旦确诊膀胱癌，早期的可以做一个保留膀胱的肿瘤切除术，后续根据膀胱癌的病理类型，通常需要往膀胱里面灌药来进一步治疗。因为膀胱癌比较容易复发，灌药可以降低复发的概率。晚期的膀胱癌需要切除整个膀胱。另外，化疗、放疗也是治疗膀胱癌的有效手段，医生会根据患者的具体情况来选择不同的治疗。

认识膀胱癌筛查

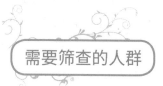
需要筛查的人群

　　膀胱癌在泌尿科虽然是比较常见的肿瘤，但也有一定的致病因素（或者称为高危因素）。目前研究认为，膀胱癌的高发人群，建议进行膀胱癌筛查，以期早发现早治疗。

　　①吸烟超过40年，发生膀胱癌的概率为3.3%。

　　②年龄超过50岁，吸烟超过10年。

　　③接触潜在有害物质超过15年（如染料、石油或其他工业化学物质等）。

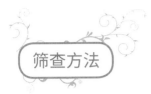

筛查方法

膀胱癌的筛查目前主要会用到以下几项检查，由于每个人的具体情况不同，具体筛查手段可能会有所差异。

❶ 尿常规

尿常规可观察尿液中有无红细胞。早期膀胱癌无肉眼血尿患者，也可出现尿红细胞阳性。这项检查最常用，也最方便，费用也比较低廉。但其价值比较有限，无法直接提示膀胱内有无肿瘤，只有出现血尿才能发现异常，因此通常作为常规检查而不会单独使用。

❷ 尿细胞学

用于观察尿液中是否有肿瘤细胞，有助于明确诊断，但存在假阴性的可能。相关文献报道尿细胞学检测膀胱癌的敏感性为13%～ 75%，特异性为85%～100%，建议结合其他检查。这项检查无创，方便，价格也不高，几乎是膀胱癌筛查的最常见检查。一旦尿液里面发现肿瘤细胞，几乎就可以确诊膀胱癌，但缺点是假阴性率较高（有可能明明有膀胱癌，但是尿液里面却没有找到癌细胞），因此都应结合其他检查一起做。

❸ 泌尿系超声

国外研究显示，泌尿系超声检测非肌层浸润性肿瘤准确率为94%～100%，肌层浸润性肿瘤准确率为63%～96.8%，同时有助于了解有无局部淋巴结转移。这项检查对患者不会造成侵入性的伤害，无放射线，价格也比较低，因此也是最常用到的筛查检查。大部分的膀胱肿瘤可以通过超声早期发现，但如果肿瘤体积较小，由于超声分辨率有限，可能无法及时发现。

❹ CT 检查

较超声更为敏感，可以发现较小肿瘤（1～5mm），还可同步了解上尿路情况，了解局部有无肿大淋巴结，但是原位癌仍不易被发现。这项检查的缺点是价格相对较高，通常需要数百元至一千元，同时检查有放射线，对于部分人群（如怀孕妇女）不适用。优点是敏感，分辨率高，绝大部分膀胱癌可以通过 CT 检查发现。但考虑到价格等综合因素，不作为筛查膀胱癌常规检查，一般用在超声或其他检查提示膀胱癌可能后，再行 CT 检查进一步明确。

❺ 尿液膀胱肿瘤标记物

临床常用的为 NMP22（核基质蛋白 22），但存在一定的假阴性率，价格也稍贵，因此不作为常规检查，建议结合其他检查联合进行。

预防膀胱癌

膀胱癌和其他很多癌症一样，虽然目前并没有发现明确的发病原因，但是目前大家已经发现了一些可导致膀胱癌的危险因素。如果要预防膀胱癌的发生，应当做到以下几点。

戒烟，包括普通香烟和电子烟，包括一手烟和二手烟。目前研究已证实，吸烟可导致膀胱癌的发病风险显著增高，这几乎是目前膀胱癌最明确的高风险因素了。因此，为了避免得膀胱癌，首先要做到的就是戒烟。

避免接触一些有毒有害的物质，如染料、染发剂、油漆等。如果工作中不可避免地要接触此类物质，一定要做好职业防护。染发剂含有大量复杂的化学物质，部分有毒有害的物质可致癌，所以应尽量选用优质的染发剂，少染发、不染发更安全。长期吸入燃烧烟气和煤烟也可能发生膀胱癌，因为其中含有致癌的成分，应尽量避免。

避免大量饮用咖啡。有研究发现，长期大量饮用咖啡也可能导致膀胱癌的发病风险增高，因此，要尽量避免长期大量饮用咖啡。部分人喝咖啡时喜欢加糖（可能含有糖精），而糖精也和膀胱癌有关，应尽量避免长期饮用。

多饮水，勤排尿。大量饮水排尿相当于不断地冲洗膀胱，可让膀胱内的致癌物质及时排出，减少对膀胱黏膜的刺激。

亚硝酸盐也有致癌作用，因此应当少食用亚硝酸盐含量较高的腌制肉制品、泡菜及变质的蔬菜等，过夜的不新鲜的菜尽量少吃，腊肉、熏肉等腌制食品也要少吃。

此外，一些膀胱疾病（如膀胱血吸虫病、膀胱黏膜白斑等）有可能发展为膀胱癌，如患有此类疾病，应积极配合治疗，防止疾病发展为恶性。因为宫颈癌行盆腔放疗的患者，由于大量放射线照射膀胱，也可能会导致膀胱黏膜上皮细胞恶变而成膀胱癌。对于此类患者，由于放疗无可避免，因此复查时应当关注一下膀胱的情况，如发现异常，积极治疗。

最后，合理的饮食、健康的生活方式、积极良好的心态都对预防膀胱癌有着积极作用。

辟谣与真相

憋尿会导致膀胱癌

憋尿会导致尿液长期和膀胱黏膜接触，如果尿液中含有致癌物质（如生活中接触到一些致癌物质，通过吸入或直接接触入血后经肾脏代谢可进入尿液），是有可能导致膀胱癌的。我们也在预防建议里面提到，应及时排尿，不要养成憋尿的习惯，但这并不等同于认为憋尿就可以导致膀胱癌。膀胱癌的发病机制相当复杂，如果日常生活工作中没有接触到有毒有害的致癌物质的话，憋尿并不会导致膀胱癌的发生。因此，没必要对憋尿产生恐惧感，但我们仍然建议养成良好的生活习惯，及时排尿。

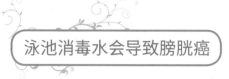

泳池消毒水会导致膀胱癌

很多人认为泳池消毒水是致癌物，游泳时消毒水可进入膀胱导致膀胱癌。事实是消毒水也好，别的任何液体也罢，正常的人体尿道平时都是闭合的，不会让这些物质随便进入膀胱内。因此放心大胆地游泳吧，经常锻炼对身体是有好处的。

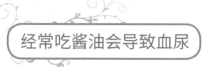

经常吃酱油会导致血尿

由于酱油颜色较深，加之暗红色血尿颜色接近酱油，有人便认为食用酱油后，酱油可进入膀胱导致血尿。这是不可能发生的。酱油的颜色主要是由其中含有的类黑色素和焦糖产生，在消化道吸收后，这些色素就会被吸收分解，不会进入血液和尿液，大可放心食用。

但需要注意的是，有些药物和食物可以引起尿液颜色异常，类似血尿，如氨基比林咖啡因片、苯妥英钠、利福平等，食用火龙果有时也可导致尿液颜色发红，应注意区分。

第十章

面对"惰性"肿瘤——前列腺癌，不能懒惰

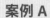
案例 A

不幸的老万，万幸的老万

老万是一名地道的老北京，从小在胡同里长大，年轻时当过兵，转业后先是分配到纺织厂工作，二十年勤勤恳恳，很得领导信任和赏识，一路升迁干到了车间主任，后来老万下海经商，开办了自己的服装厂。凭借天生的聪明才智和多年部队锻炼出来的坚强意志，生意也做得有声有色。退休前，老万的企业已是区里知名的民企和纳税大户。如今一双儿女均已长大，将家业交给他们打理，老万和老伴儿过起了无忧无虑的自由生活，平时除了帮忙照看孙子孙女，老两口还特别喜欢旅游。近年来老万和老伴游遍了祖国的山山水水，也拍了很多优美的照片，甚至在市里举办的摄影大赛还拿了业余组的一等奖。

无论从哪方面看，老万都是妥妥的人生赢家。然而，老万也有一些小小的难言之隐，这也是很多老年男性都有的"通病"，那就是"前列腺肥大"。

现在的老万，每隔一个多小时就要去一趟厕所，而且往往半天也"尿不出来"，夜里起夜要有三四次；和老伴儿出去旅游的时候，碰到人多的景点要排好久的队，几次尴尬的经历让老万现在都不敢出去旅游了。老伴儿常劝老万好好去医院进一步检查，看看能否彻底治疗一下。可是老万觉得，这是老头儿的"通病"，身边的老王、老李也都有这个毛病，而且自己从年轻时身体就倍儿棒，担心去医院看了后还要吃药，搞不好还要做手术，不愿意去"遭那个罪"。最近，老万常感觉乏力，全身酸痛，因为怕儿女担心，也没告诉他们，就一直扛着。可是老万自己已经开始犯了嘀咕，偷偷跑去看了中医，抓了好几付汤药来吃，效果却并不明显。

就在前几天，一次突如其来的事情把老万和老伴吓坏了。那天夜里，和往常一样，老万没敢多喝水，早早就睡下了。凌晨，老万又被尿憋醒了，赶紧起床去卫生间，用了很大的力气，累得满头大汗，好不容易挤出一点儿尿后，老万定睛一看，吓了一大跳。原来，自己排出的不是尿，而是鲜红鲜红的"血"。第二天一大早，老伴拉着老万，到医院的泌尿专科做了一些检查。几天后，初步结果出来，老万傻了眼，检查结论写着"高度怀疑前列腺癌"。

这下老万和老伴儿彻底慌了，赶紧告诉儿子女儿，预约了肿瘤医院的专家号。在肿瘤医院，老万进行了全面检查，最后穿刺活检病理报告确诊：前列腺癌，评分 4+5=9；PSMA-PET-CT 扫描报告：癌组织累及两侧叶，局部侵犯膀胱及耻骨，并全身多发骨转移。

老万和老伴儿看着手里的报告单，相拥而泣，老万怎么也想不到，自己平时身体那么好，就是一个大部分老年男性都有的"前列腺肥大"问题，怎么就突然变成了前列腺癌了呢？而且是晚期？

回顾病史，我们发现老万年轻时有酗酒的坏习惯，后来体形逐渐肥胖，这些都是前列腺癌发病的高危因素。老万几年前就通过体检发现了"前列腺肥大"，也就是我们医学专业上所述的"前列腺增生"，可是并没有进一步检查，害怕吃药，更害怕手术治疗。老万近期出现全身乏力症状，仍没有足够重视，而全身乏力酸痛，常常是骨转移癌的一种表现。

根据流行病学调查，我国的前列腺癌发病率近年来逐渐增高。前列腺癌已跃居十大常见恶性肿瘤之一。这其中表面的原因是饮食、环境因素，深层次的原因则很可能是随着医疗水平的提高，疾病的检出率较之前大幅提高。尽管如此，我国前列腺癌的发病特点与国外相比，发现时已是晚期的比例显著较高。这提示我们国家的前列腺癌早期筛查工作还有待提高。老万经济条件明显优于一般人群，可是即使早已发现前列腺的问题，而且对生活造成了明显的影响，但因为对疾病认知的缺乏和对治疗的恐惧，最终延误了病情，让人唏嘘不已。

值得欣慰的是，前列腺癌总体上来说，属于一种相对"惰性"的恶性肿瘤，目前国内外的治疗方式多种多样，在一线治疗失败后仍有二线、三线，甚至是四线治疗的机会。明确诊断后，老万在医生的建议下接受了规范的系统化治疗。因为发现较晚，失去了做根治手术的机会，老万先是接受了二十余次的局部放射治疗，同时进行内分泌全阻断治疗，初期疗效令人满意，肿瘤指标迅速降至正常。可是由于老万的前列腺癌细胞属于高级别，上述治疗仅仅1年半后，老万的体内又出现了新的转移灶，之前的药物也渐渐失去了作用。好在老万家底殷实，儿子托人从国外买来最新的二线治疗药物，虽然价格不菲，但很快就再次暂时抑制住了癌细胞的扩散。尽管如此，复杂的治疗过程也带来了很多不良反应，老万如今的身体是大不如前，体重也锐减了近40斤。

　　如今，老万仍然奋斗在和病魔抗争的一线，凭借军人时期锻炼出的坚强意志，老万没有放弃。不过闲暇之余，老万和老伴儿躺在自家院子里的躺椅上，看着湛蓝的天空，也会不由得感叹：要是早点儿去检查和治疗，可能就不会遭这么多罪了。

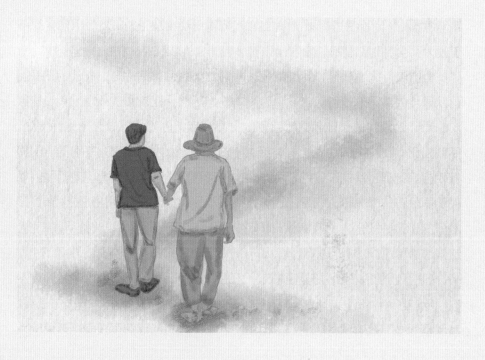

案例 B

幸运源于查病如查案

老乔是省城某三甲医院的一名外科教授，地地道道的江浙人，身材瘦小却很结实，55 岁了仍然每天坚持千米长跑。老乔的脑瓜子更是出奇的灵光，小时候就是远近闻名的"神童"。高中毕业后，老乔不孚众望考上了数一数二的医学院，30 岁就拿到了硕士学位，40 岁就当上了心外科主任，并成了省内乃至全国范围的一流专家。工作之外，老乔的家庭生活也堪称美满，妻子是同单位的一名内分泌科专家，两人工作上齐头并进，令人羡慕。唯一的女儿高中毕业后就被送往英国留学，目前在攻读医学博士学位，准备学成归国继承父母衣钵。

可是，近期的一件事情却让老乔和妻子少有地起了争执。原来，单位每年都会给职工进行一次全面体检，在 2021 年的体检报告中，老乔有一项前列腺癌指标出现了轻度增高（前列腺癌特异性抗原 PSA=5.6ng/mL，正常值＜4ng/mL）。作为一名心外科教授，虽然并非自己的专业，可是老乔隐隐感觉到一丝不详。拿到体检报告后，老乔自己又去检测了一次该项指标，结果没有太大变化。老乔不放心，又去给自己做了盆腔核磁，前列腺区域也没有见到明显异常。妻子知道后就安慰老乔说，不要疑神疑鬼了，可能仅仅是前列腺增生的表现，注意观察和定期复查就可以了。

可是老乔并不放心，职业特有的敏锐让老乔开始系统化地思索，并找来自己昔日的学生，如今已是泌尿科主任的张教授一起商量对策。老乔回想起自己早逝的爷爷，因为受限于当时的医疗和家庭条件。爷爷去世时的具体病因已无从追溯，只记得父亲口述爷爷去世时很痛苦，小便都排不出来，还常从尿道口流血。老乔倒吸一口冷气，琢磨自己会不会是前列腺癌？而老乔自己平时并没有出现尿频、尿急、排尿困难和夜尿增多这些"前列腺增生"的症状，核磁虽然没有发现前列腺癌的类似病变，前列腺体积也没有增大，所以这项肿瘤指标的升高必须予以重视！

张教授见老师拿不定主意，就建议他做系统性的穿刺活检，进一步明确。老乔当机立断，做！尽管老乔的爱人觉得这是小题大做，但在老乔的坚持下，张教授亲自为其做了局麻下的系统性穿刺活检。一周后病理结果报告：穿刺共13针，其中1针可见少量前列腺癌组织，评分3+3=6。拿到病理报告，老乔心里五味杂陈，既有对自己患病的哀叹，又有对自己判断准确的庆幸。老乔的妻子则目瞪口呆，佩服地说道："还是你厉害！"

因为属于极早期的癌变，在穿刺过后的一个月，张教授就为自己的老师进行了保留性神经的前列腺根治性切除手术，术后的病理也证实了前列腺早期癌。如今，手术已过去数年，老乔每年定期复检的PSA指标都接近于零。

回顾老乔的病史，作为一名专业的医学人士，我不得不说老乔对于自身

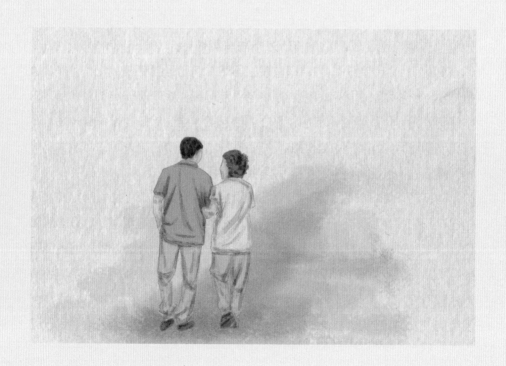

健康的关注和重视程度远超常人。体检发现肿瘤指标升高后，老乔先是进行复查确认，然后沉着冷静地进行分析，在发现自己的直系血亲（爷爷）很有可能患有前列腺癌之后，判断出自己也属于高危人群。之后再结合自身临床表现，即使在影像学检查不支持的情况下，果断要求进行进一步检查，最终发现了这类"隐匿型"的早期前列腺癌。我们普通老百姓可能没有老乔如此专业的思维和便利的资源，但是，我们在体检中发现了"小问题"，一定要及时去咨询专业医护人员，听取建议，以免延误病情。

如今，老乔虽已卸去主任的职务，可是仍被返聘为心外科的专家。他常常跟同事们说："如今我身体很好，还能继续做手术，一直做到我手脚不听使唤为止！"在单位碰见张教授，老乔偷偷把他拉到一边说："告诉你个小秘密：如今我和你师娘，生活比以前更幸福了！"说完两人相视而笑。

 **早早期症状**

可以没有任何症状

查出来是早期，大不一样

前列腺癌多起始于远离尿道的前列腺外周带，所以早期很少有症状。任何直肠指检异常或者前列腺特异性抗原（PSA）升高怀疑有前列腺癌的患者，都推荐进一步行前列腺穿刺活检进行明确。2019 年 NCCN 泌尿外科指南明确指出：经直肠超声和系统性穿刺活检，是目前对疑似前列腺癌的最好确诊方法。

前列腺癌组织突入尿道或膀胱颈可引起梗阻症状，患者常表现为尿等待、尿线无力和间歇排尿等，或者出现尿路刺激症状如尿频、尿急、夜尿增多和尿失禁等。前列腺癌局部侵犯膀胱三角区和输尿管开口，可引起肾功能衰竭；侵犯射精管可引起血精。当前列腺癌进展出现全身症状如骨痛、肾功能减退和贫血时，常意味着局部浸润广泛或远处转移。

与欧美国家不同的是，在中国大约 2/3 的前列腺癌患者初诊时即发现存在全身转移（欧美为 20%）。究其原因，还是我们对于前列腺癌的早期筛查做得不够。美国癌症学会推荐所有大于 50 岁的男性都应该常规行前列腺癌的筛查，高危患者还要进一步提前；而在我国，仅在少数一二线城市有着前列腺癌筛查工作的推广和普及，且规范性有待提高。

早期发现的前列腺癌，如果患者身体条件较好，预期寿命较长，推荐使用手术切除或局部放疗，根治可能性较大，术后功能恢复较满意，复发率较低。同时不可忽略的是，对于早期肿瘤，更易在手术治疗过程中保留患者的性神经和控尿的括约肌，从而降低术后尿失禁和性功能障碍的风险。而对于局限性进展的前列腺癌，虽然也可以进行挽救性手术切除或放疗，但患者肿瘤残留和复发概率明显增高，且围术期尿失禁风险增加，术后性功能障碍不可避免。对于晚期前列腺癌，手术或放疗仅能起到"减瘤"作用，治疗手段主要为内分泌治疗和化疗为主的综合治疗，此类患者治疗过程漫长，常需要多次调整治疗方案，经济负担也较重，见表 10-1。

表10-1　各期前列腺癌相关情况一览

分期	局限性前列腺癌	局部进展前列腺癌	晚期前列腺癌
症状	无症状	可有尿路刺激症状	全身症状
转移	无	局部侵犯	远处转移
可切除率	接近100%	25%～50%	接近0
术后复发	极少	较多	不可手术
10年生存率	90%	10%～65%	接近0

认识前列腺癌

前列腺癌是男性最常见恶性肿瘤之一，2012年全球前列腺癌的发病率为30.6/10万，居男性恶性肿瘤的第2位，占男性全部新发恶性肿瘤的15%。在美国，前列腺癌的发病率高居男性恶性肿瘤首位。在中国，2012年男性新发前列腺癌5.7万例，居男性新发恶性肿瘤的第7位。随着血清PSA检测的普及，中国前列腺癌的发病率呈直线上升趋势。据国家癌症登记中心统计，到2015年，前列腺癌发病率已位居我国男性恶性肿瘤第5位。50岁以下的男性很少罹患前列腺癌，所占比例不到所有患者的0.1%，随着年龄增加，患病率逐步提高，85%的患者确诊时年龄超过65岁。

前列腺癌的分类：前列腺癌中，95%以上为腺癌，其余为移行细胞癌、鳞癌和肉瘤。

前列腺癌在临床上也采用TNM分期，其中T反映原发肿瘤的局部情况，主要通过前列腺指诊、核磁等来确定，另外肿瘤病例分级和PSA水平也可以协助判定T分期；N表示局部淋巴结转移的情况，核磁、CT和B超可以协助判定N分期；M分期主要反映骨骼转移、盆腔以外的淋巴结和其他内脏器官的转移情况，全身核磁骨扫描、PET-CT是主要的检查方法。

简单来说，早期的前列腺癌是指肿瘤仅限于前列腺内，没有淋巴结和远处转移，中期是指肿瘤突破了前列腺，但是还没有淋巴结和远处转移，晚期则是指已经有淋巴结和远处转移了。

目前研究认为，前列腺癌的危险因子包括家族和遗传因素、慢性前列腺炎症、激素水平变化、维生素 D 缺乏、不洁性生活、吸烟、饮酒以及高脂饮食等。

如前文所述，前列腺癌早期一般没有任何临床症状，诊断依赖于定期进行的 PSA 检查、指检、超声和核磁；排尿困难、肉眼血尿和尿频尿急等症状，常为中晚期表现，这些却常被患者误以为是"前列腺增生"；发热、乏力、骨痛、消瘦等则提示全身转移可能。

前列腺癌常表现为多病灶发病，其最常见的转移部位是淋巴结、骨骼和肺。前列腺癌组织侵犯包膜、精囊和淋巴结之后，可将复发风险分别提高 20%、90% 和 500% 以上。显而易见，越是早期发现，根治效果越好，术后复发风险越低。除了临床分期之外，前列腺癌细胞的组织学分级在判断治疗效果上也具有重要意义。

前列腺癌患者的个体差异性非常大，针对不同分期、分级的肿瘤患者，需要由专科医师制定个体化的治疗方案。总体来说，前列腺癌可以分为低危、中危和高危三类。一部分低危患者，甚至可以不进行任何治疗，等待观察和主动监测即可；大部分的低危患者，手术切除往往能够治愈；一部分中危患者，需要先进行手术切除，术后辅以放射治疗和内分泌疗法；而高危患者，往往需要采用多种治疗手段并用的综合方案。

不恐惧，所有分期都有办法

相较于绝大多数恶性肿瘤，前列腺癌属于一种"惰性"肿瘤，由疾病产生到发展，常常历经数十年的时间。而除了少数高级别、分期晚的前列腺癌细胞，大部分肿瘤生长相对缓慢，如果辅以合理的治疗方案，即使是晚期患者，绝大部分也可以实现"与病共存"，甚至将其视为慢性病对待。

值得欣喜的是，近年来国内外关于中晚期前列腺癌的研究进行得如火如荼，各种靶向药物、免疫药物和新型激素治疗药物不断问世，治疗手段也是日新月异。中晚期患者也可以采用放疗、内分泌治疗、靶向治疗、免疫治疗等多种治疗方式结合的手段，显著延长生存期，缓解痛苦，而且绝大多数药物均已进入医保范围。相信在不久的将来，前列腺癌作为癌症大军中的"懒汉"，一定会被我们最先攻克。

认识前列腺癌筛查

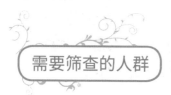
需要筛查的人群

前列腺癌筛查是以无临床症状的男性为对象，以血清前列腺特异性抗原（PSA）检测为主要手段的系统性检查，主要目的是降低筛查人群的前列腺癌病死率且不影响筛查人群的生活质量。前列腺癌筛查的意义在于提高前列腺癌的检出率，发现早期前列腺癌，尤其是具有临床意义的前列腺癌。因此，对高危人群进行筛查、早期诊断和治疗，是提高我国前列腺癌患者总体生存率最有效的手段。根据相关指南，以下人群为高危人群，建议重点筛查。

①年龄＞50岁的男性；

②年龄＞45岁且有前列腺癌家族史的男性。

③年龄＞40岁且携带前列腺癌胚系基因突变（如BRCA1、BRCA2、ATM、MLH1、MSH2、MSH6、HOXB13、CHEK2、NBN、PALB2、RAD51D、TP53）的男性。

④年龄＞45岁且家族中有可疑存在遗传性肿瘤（如乳腺癌、卵巢癌、结直肠癌）的男性。

筛查方法

其实，前列腺癌的筛查非常简单，建议还是去正规医院，最好是专科医院的泌尿肿瘤科就诊。直肠指检联合血清前列腺特异性抗原（PSA）检查，是目前公认的早期发现前列腺癌最佳的初筛方法。最初可疑前列腺癌通常由直肠指检或 PSA 检查后再决定是否进一步检查。

❶ 直肠指检

其实就是泌尿专科医生戴上涂抹有润滑剂的清洁手套，对患者进行肛门触诊，根据自己的临床经验，来判断前列腺组织有没有可疑的结节病变。整个过程需要 1～2 分钟。

❷ 血清前列腺特异性抗原（PSA）

这个检查就更加简单了，患者只需去医院抽取一管 5mL 左右的血液，然后剩下的就交给机器去完成检测。需要注意的是，该项检查应在射精后 24 小时，膀胱镜检查、导尿等操作后 48 小时，前列腺的直肠指诊后 1 周进行。

❸ 超声检查

如果您在前两项检查中发现异常，则需要进行超声检查。前列腺的超声检查包括经腹和经直肠两种方式。经腹超声类似于我们平时做的超声检查。而对于观察前列腺癌变来说，经直肠放入一个大拇指粗细的探头进行观察，结果更加准确可信，而这个过程患者的体验感类似于直肠指诊。

❹ 前列腺核磁

前列腺部位的核磁检查过程也类似于下腹部的一般核磁检查。其结果较超声更为准确，但是费用也略高，需要一千多元。

⑤ 前列腺穿刺活检

如果以上检查都存在异常，那么医生会建议您进行穿刺活检以最终确诊。该项检查属于有创操作，往往需要住院进行。专业的医生会在患者麻醉的情况下采用特殊的器械对可疑的前列腺病变部位进行穿刺，大概需要一周生成结果。该项检查过程患者会有轻度的不适感，持续时间为 10～20 分钟。费用需要几千元。

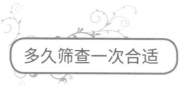

多久筛查一次合适

通常建议：50 岁以上的男性，每年去泌尿外科门诊做一次前列腺癌筛查；对于有前列腺癌家族史的男性，应该从 45 岁开始进行每年一次的检查。

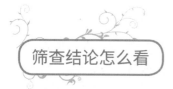

筛查结论怎么看

其实，前列腺特异性抗原（PSA）并非前列腺癌的特异性生物标志物，在良性前列腺增生、前列腺炎时也可升高。一般认为，血清总 PSA ＞4.0ng/mL 为异常，对初次 PSA 异常者建议 2 周以后复查，如果复查的结果仍然不正常，建议咨询专科医生。

如果在指诊过程中医生告知您的前列腺比较"硬"，或者某处有"结节"，那么就要小心，医生很可能会建议您进行进一步检查。

超声上典型的前列腺癌征象，是在外周带的"低回声结节"。但超声对前列腺癌诊断的特异性较低，需要与前列腺增生、急性或慢性前列腺炎、前列腺梗死等鉴别。

核磁可以显示前列腺包膜的完整性，以及是否侵犯前列腺周围组织和器官，还可以显示盆腔淋巴结受侵犯的情况及骨转移的病灶。核磁报告的结论中一般会给出相对较为清晰的诊断，如"可疑前列腺癌"等字样。

如果进行了穿刺活检，报告单则会直接给出确诊的诊断。

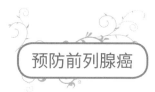

预防前列腺癌

有没有什么方式可以预防前列腺癌的发生呢？

目前比较明确的预防手段包括以下几个方面：

①戒烟戒酒，保持良好生活习惯；

②肥胖者建议控制体重；

③均衡膳食，避免高动物性脂肪饮食。

国外有相关实验结果提示，治疗前列腺增生的药物非那雄胺（保列治）能够在一定程度上预防前列腺癌，但学界对其存有争论，大家不要私下自行服用。此外，也有文献报道适量补充维生素 E、硒元素，食用黄豆和绿茶等食物能够预防前列腺癌的发生，但不能过量，最好也是在专业医生指导下服用。

辟谣与真相

前列腺癌是"外国病"

前列腺癌的发病的确存在种族和地域差异性，亚洲人发病率相对低，北美洲和斯堪的纳维亚半岛发病率高，而非洲尼日利亚地区的发病率全球最高。就美国而言，亚裔美国人的发病率较美国白人和非洲裔美国人也明显较低。但是，随着生活环境的变化和筛查工作的普及，我国前列腺癌的发病率呈现逐年上升趋势，其增长速度已超过北美地区。

前列腺炎会导致前列腺癌

有研究表明，慢性炎症因子长期刺激会导致前列腺细胞癌变。但这里所说的"炎症因子"和"前列腺炎"是截然不同的两个概念。前列腺炎包括急性和慢性两种，其中急性前列腺炎多由于细菌或病毒感染引起，一般持续时间较短，药物治疗效果良好，不会留下后遗症。而慢性前列腺炎有细菌性和非细菌性两类，前者治疗方法同急性前列腺炎，后者则可以通过物理治疗和行为治疗，这些都与前列腺癌的形成没有直接关系。

前列腺癌恶性高，疗效差

如前所述，绝大部分前列腺癌属于相对惰性的肿瘤，如果能够早期发现，手术疗效良好。除了极少数分级差的晚期肿瘤，即使患者发现时已经存在全身转移，通过局部治疗加上全身内分泌治疗的方案，也往往能够帮助患者长期存活。甚至对于很多产生了常用药物抵抗的晚期转移性前列腺癌患者，目前仍有免疫治疗和靶向药物等多种新型治疗方式可以选择。

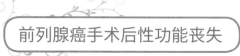

前列腺癌手术后性功能丧失

很多患者惧怕手术的原因在于担心术后丧失性功能。其实，对于早期的局限性前列腺癌，手术可以在完整切除前列腺的同时保留患者的性神经，避免了全身性激素水平的抑制，术后并不会影响勃起功能和性刺激感觉。

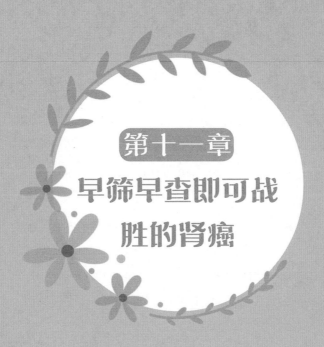

第十一章

早筛早查即可战
胜的肾癌

案例 A

老艾错过的不是机会，而是人生

　　老艾是个地地道道的西北汉子，从黄土地里走出来的农家娃刚成年就跟着一个远方表叔进城务工，后来一次偶然的机会，老艾进了市水泥厂，成了一名光荣的国企工人，也算在西安这座古城扎了根。老艾在水泥厂这一干就是 20 多年，其间老艾和爱人相恋、结婚、生子，一家人的日子虽说清贫，倒也其乐融融。然而就在接到儿子大学录取通知书的那个夏天，水泥厂因经营不善倒闭了，每个员工仅仅领了一个月工资作为遣散费。更要命的是，在年后的一次体检中，老艾查出来肾脏上有一个肿块，体检中心告知老艾需要去专科医院进一步检查。

　　这可怎么办才好，同样是农村出来的妻子早在两年前就下了岗，顿时慌了神，跟老艾说："咱先不管工作，赶紧听大夫的，好好去医院查一查。""现在不能去！"老艾好像早就拿定了主意，"儿子刚刚上大学，每年都需要一笔不小的开支。咱们家也没有存款，如今我下了岗，看病一是花钱，二是耽误找工作，要是查出来是恶性肿瘤，哪个单位还敢要我？"

　　"那你的病怎么办？"妻子还是十分担心。

　　"不碍事，我一点儿感觉也没有，而且我平时身体这么好，扛几年没问题。"老艾似乎已经下定了决心。

　　妻子终究还是没能拗过老艾，只好同意先等一等。一晃四年过去了，两人为了避免儿子分心，一直未将患病的消息告诉儿子。儿子本科毕业后，由于成绩优秀，被保送读研究生，这可把老艾和妻子高兴坏了，于是这一拖又是三年。其间老艾的妻子多次劝老艾去医院好好检查一下，都被老艾以各种理由搪塞过去了。

　　儿子研究生毕业后，顺利进入一家上市公司实习，老艾和妻子总算长舒了一口气。这时，老艾拗不过妻子，终于去了一家医院做了初步检查。看到超声报告单时，老艾和妻子同时瘫坐在地上：左肾巨大肿块，直径约13cm，考虑晚期肾癌可能性大。

几经犹豫之后，老艾的妻子还是偷偷告诉了远在北京的儿子。电话里的儿子立刻泣不成声，挂了电话就立刻四处找人，最后辗转联系到了肿瘤医院的专家，给父亲做了详细的进一步检查。报告比想象的还要糟糕：左肾巨大肿瘤，恶性，颅骨转移，髋骨转移。

雪崩一样的噩耗瞬间吞没了这个家庭。一家人在医院附近的小饭馆里，

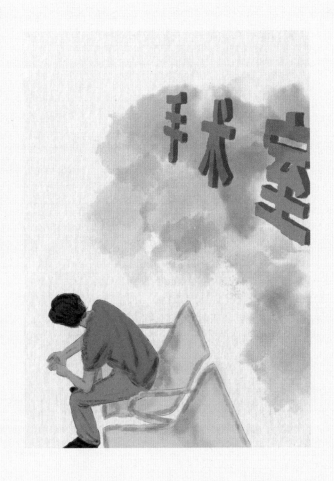

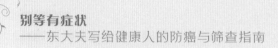
抱头痛哭，既哀叹命运的不公，又发愁昂贵的治疗费用。后来，还是受过良好教育的儿子最先冷静了下来："爸，妈，这个病咱要治，而且要治到底。"

　　儿子的同学得知此事，主动进行了校内募捐，并利用网络平台求助社会爱心。得益于网络的传播，儿子很快就筹借到足够的治疗费用。儿子拜托同事和老师，找到了北京知名的骨科医院和肿瘤医院，先后分别给老艾进行了颅骨病灶切除、髋关节置换、肾脏肿瘤切除三次手术。为了预防复发，老艾在术后继续口服了进口的靶向药物。

　　回顾老艾的病史，其实最初体检时是发现了肾脏肿块的，出于种种情有可原的因素，老艾却选择了忽视病情。机会已逝不再来，人生只有且行且珍惜。

案例 B

带着不幸的基因，收获幸福的人生

小董是一名大三的学生，从小就是父母眼中"听话的孩子"，中学时学习成绩在班里一直属于中上水平，后来报考大学，在父母的坚持下，填报了同城的一所重点大学，如愿以偿地留在了父母的身边。小董自幼酷爱篮球，初中开始就是校队的主力，进了大学更是凭借突出的外貌和高大健壮的身材，成为学校的名人，引得无数同龄少女为之疯狂，也收获了自己的爱情。

这天傍晚，小董和往常一样跟几个同学一起在篮球场上挥汗如雨。小董接过队友的传球，一个箭步，起跳，飞跃，扣篮，一气呵成，引得旁边围观的啦啦队和女友发出一阵欢呼声。然而，落地的时候，因为对方一名防守队员来不及躲避，小董的腹部一下撞到了他的头顶，小董痛苦地倒地，发出一阵痛苦的呻吟。大家赶忙将小董搀扶到旁边休息，十几分钟后，小董感觉稍有好转，但上腹部仍有阵阵不适。

"你呀，就是喜欢逞能。快走，我带你去医院检查一下，别撞出了内伤。"女友半心疼半责怪道。

"不用吧，就是撞了一下，没什么大事。"小董捂着自己的肚子，不想大费周折。

后来，拗不过女友的坚持，小董还是跟着她到了学校附近的一家颇具实力的综合医院，做了胸片和腹部 B 超等一些简单的检查。几个小时过后，自觉已经恢复正常的小董漫不经心地带着女友取出了检查单，一看却傻了眼：胸片未见明显异常，腹部超声显示右肾中下一直径约 2cm 大小的低回声肿块，考虑肾癌可能，建议进一步检查。小董如同被雷击了一般，他想不明白，自己不过就是打球撞了一下，怎么就"撞出来"一个肾癌了呢？

小董忐忑地回到家，告诉了父母事情的原委。小董的父亲看着儿子递过来的报告单，眉头紧锁，心中暗想：担心的事情还真是发生了。原来，几年前，小董的亲叔叔就检查出患有肾癌，已在外地做了手术切除。术后叔叔进一步做了基因检测，证实得的是一种遗传型肾癌，直系血亲患病概率明显增加。小董的爸爸为此给自己增加了体检的频率，同时一直担心小董的将来，但他没想到的是小董这么年轻就发生了。

小董的爸妈赶紧给小董请了假，第二天便带着他去肿瘤专科医院进行了详细的检查。万幸的是，小董"偶然"发现的肿瘤属于早期病变，肿瘤也不算大。小董接受了泌尿科杜主任的建议，切除了一侧肾脏的部分，保留了绝大部分正常的肾脏。同时，得益于突飞猛进的医疗技术进步，小董接受的是一种"机器人"微创手术，术后仅仅在身体上留下了一个两厘米左右和两个几毫米大小的皮肤瘢痕。手术病理也确诊了小董跟叔叔患的是同一种肾癌。术后仅一个月，小董便重返校园。半年后，篮球场上又出现了小董矫健的

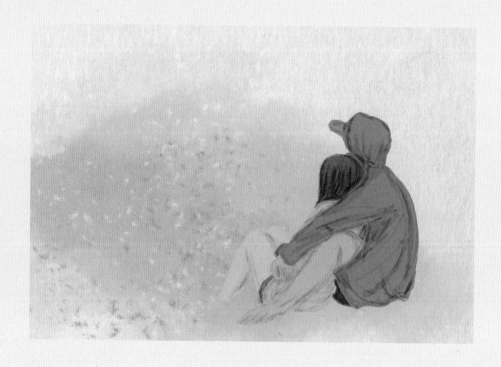

身姿。

如今，距离小董手术已过去 5 年有余，小董顺利地毕业、工作，也和大学的初恋女友走进了婚姻的殿堂。如果不是需要进行每半年一次的超声检查，小董都快忘记自己曾经是个肾癌患者了。2021 年年初，喜讯传来，两人即将升级为父母了，小董和妻子幸福地拥抱在一起，畅想着未来的幸福生活。

小董因为"基因"的缺陷患上了肾癌，这是他的不幸；小董无疑又是幸运的，因为他在很早期就发现了自己的"不幸"，及时清除了身体里的"定时炸弹"，恢复了正常人的生活。

早早期症状

可以没有任何症状

查出来是早期，大不一样

肾脏是维持人体代谢和内环境平衡的重要器官，正常人双侧肾脏大小相近，其总血流量占心脏输出量的 20%。因此肾恶性肿瘤增长到一定程度，极易发生全身转移。

肾脏恶性肿瘤绝大部分为原发性肾癌，也可见其他器官恶性肿瘤导致肾转移瘤。肾脏因为隐匿于腹腔脏器后方，因此很多肾脏早期病变无症状而且不能被触及，直到病情进展才被发现。国外有大规模临床调查显示：超过 50% 的肾癌是在进行与其症状无关的检查时偶然发现的。肾癌典型的症状表现为：腰痛、肉眼可见的血尿及腹部肿块，而这些症状的出现一般表示已经进入晚期，绝大部分此类患者已不可治愈。

目前对于肾癌尚且没有明确的血清肿瘤标志物，无法通过抽血检查发现早期病变；筛查早期肾癌的最有效方法是超声或 CT 检查。文献报道其筛查阳性率为 23/10 万～300/10 万人。

典型的肾癌呈圆形或卵圆形，表面常被一层"假包膜"包裹，并不呈显著的浸润性生长，因此较小的肾癌一般很少发生转移。但肾癌一旦突破包膜，则可以沿着丰富的血管和淋巴系统迅速扩散，疾病进展很快。研究证实：大小超过 4cm 的肾癌，其转移风险明显增加。

国内外大量研究数据表明：小于 4cm 的肾癌，如能完整切除，术后 5 年生存率为 90%～100%；大于 4cm 而小于 7cm 的肾癌，经过合理的治疗，5 年生存率为 80%～90%；超过 7cm 的肾癌，保证完整手术切除后，5 年生存率为 70%～80%。而肿瘤体积越大，完整切除的概率也越低。一项国外研究数据表明：局部扩散的肾癌行不完全切除术后，只有不到 15% 的患者能够术后存活超过 1 年。肾癌一旦侵犯肾脏周围血管和脂肪，即使运用现有所有的治疗手段，5 年生存率也在 40% 以下；一旦出现淋巴结转移，5 年生存率不超过 20%。

早期肾癌的治疗，以手术切除为主。目前针对肾癌的手术多采用微创方式进行，只需在患者身体上打几个 1cm 大小的小孔，就能完成手术操作。对于体积较小的肾癌病变，多数只需要切除肿瘤本身和很少一部分正常肾脏组织，治愈率高，术后恢复快。而对于进展至晚期的肾癌，即使进行了补救性的手术切除，往往并不能完全去除患者体内的肿瘤组织，术后仍要辅以一些靶向药物和免疫药物治疗，费用高昂，且副作用大。见表 11-1。更为可惜的是，这类患者往往很快出现肿瘤复发和进展，患者常常反复经受痛苦的煎熬，家属则面临精神与经济的巨大压力。

表11-1　各期肾癌相关情况对比

分期	局限性肾癌	局部进展肾癌	晚期肾癌
症状	无症状	可有腰痛、血尿、腹部包块等表现	全身症状
转移	无	局部侵犯	远处转移
可切除率	接近 100%	30%～40%	0
手术并发症	极少	常需同时切除周围其他器官，并发症多	无法估计
术后复发	极少	较多	100%
5 年生存率	90%～100%	40%～70%	0%～20%

认识肾癌

首先要认识到，肾肿瘤并不一定是肾癌。肾脏肿瘤总计包括 11 大类，其中良性病变如肾囊肿、脂肪瘤、嗜酸细胞瘤和血管瘤等，很多往往并不一定需要处理。肾脏也可能存在一些炎性肿块，比如脓肿、肉芽肿、结核肿等，针对病因进行治疗往往能取得良好的疗效。而肾脏恶性肿瘤中，除去一小部分转移性肿瘤，绝大部分是肾细胞癌，也就是我们通常所说的肾癌。

肾癌占成人恶性肿瘤的2%～3%，在泌尿系统所有的肿瘤中是最致命的。流行病学资料显示，超过40%的肾癌患者死于该疾病，而前列腺癌的病死率只有20%。以美国为例，每年新发病例超过3万人，男女比例为3：2。我国肾癌发病率与国外接近，为4/10万～6/10万人，男女比例约为2：1。大部分肾癌为散发，单侧肾脏发病，约有4%的肾癌为家族性发病。

肾癌的高发年龄为50～70岁，但是近年来，其平均发病年龄有逐渐年轻化的趋势。肾癌在儿童中较为少见，占儿童肾肿瘤的2.3%～6.6%，儿童的平均发病年龄为8～9岁，男女比例相当。

肾癌的分类：肾肿瘤总共分为五大类，五十多种亚型。成年人发病多为肾细胞肿瘤，其中又以肾透明细胞癌、多房囊性肾细胞癌、乳头状肾细胞癌以及嫌色性肾细胞癌等亚型最常见。

肾癌的TNM分期，T表示缘分肿瘤的局部情况，主要通过影像学检查来判定，肿瘤病例分级可以协助判定T分期；N分期代表局部淋巴结转移的情况，主要也是由影像学检查来判断；M分期是指区域外的全身淋巴组织和其他脏器的转移情况，同时需要结合全身的影像学检查和癌细胞的恶性程度进行综合评估。

简单来说，早期是指肿瘤仅限于肾脏内，没有淋巴结和远处转移；中期是指不论肿瘤大小，有了癌栓却还没有全身转移；晚期肾癌是指肿瘤突破了肾脏，已存在淋巴甚至存在全身转移。

肾癌唯一公认的环境危险因素是吸烟，而且烟草的危险度随着累积剂量和年限的增多而逐渐增加。据报道，咀嚼烟草的嗜烟者是肾癌的高危人群。其他尚未明确的危险因素包括病毒、铅化合物、芳香族化合物、橡胶、三氯乙烯等。典型的现代饮食方式（高脂肪、高蛋白、少水果和少蔬菜）、大量的奶制品、咖啡和茶的摄入与肾癌相关，但存有一定的争议。此外，长期慢性高血压和基础肾脏疾病患者的肾癌患病率较高。一些特殊的遗传代谢综合征和家族性抑癌基因缺陷的患者也极易发生肾癌，且可以表现出双侧肾脏发病。

如前文所述，与肾癌相关的临床症状可以由局部肿瘤生长增大、出血、副瘤综合征或转移引起，很多患者此时已不可治愈。其他晚期肾癌的临床表现为，体重减轻、发热、盗汗等。体格检查可以发现颈部淋巴结肿大，精索静脉曲张以及双下肢水肿等。出现骨转移和肺转移可以表现为骨痛和持续性咳嗽，出现肝转移可以出现黄疸、肝区疼痛等。

早期肾癌一旦发现后，最佳的治疗方案为手术切除。近年来随着手术技术的进步，很多大体积的肿瘤（5cm 以上）也能凭借外科医师良好的技术和精巧的手术器材进行完整切除，并且能够尽可能地保留同侧正常的肾脏组织，加快患者术后的康复，使之基本恢复正常生活。

不恐惧，所有分期都有办法

局限进展性肾癌常表现为静脉瘤栓和对局部相邻器官的侵犯。有部分患者的肾癌细胞可以侵入肾静脉、腔静脉甚至向心脏内蔓延。尽管如此，有研究证实，只要肿瘤局限在局部，相当一部分伴有静脉瘤栓的患者能够通过外科手术达到治愈。但此类手术难度高，风险大，有时还需要联合心脏外科医生进行心肺分流术。而对于周围侵犯的肾癌来说，为了完整切除肿瘤，可能需要切除受浸润的肠管、脾脏、胰腺、肝脏和腹壁肌肉等，因此患者常伴有繁杂的并发症。

约 1/3 的肾癌患者在初诊时就已经发现转移，40%～50% 的患者在之后也会出现远处转移。对于此类患者，手术切除尽可能多的病变组织仍有相当大的意义。虽然大部分肾癌细胞对放化疗不敏感，但是近年国内外涌现出很多免疫和靶向药物，已经证实能够显著改善患者的总生存率。虽然这些药物大多价格不菲，但多数已陆续进入医保，显著减轻了患者的经济压力。以挽救性手术切除＋辅助综合治疗的新型治疗模式，给晚期肾癌患者带来了一线曙光。

认识肾癌筛查

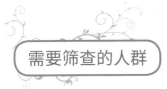

需要筛查的人群

肾癌是泌尿科常见肿瘤，不同分期患者预后差异较大。2019 年最新欧洲泌尿外科指南显示，Ⅰ期至Ⅳ期肾癌，其 5 年肿瘤特异生存率分别为 91%、74%、67%、32%。肾癌早期没有明显症状，因此不易察觉，只能通过影像学检查被发现。肾癌的早诊断早治疗可以明显提高患者的生存率，具有非常重要的临床意义。以下肾癌的高危人群，建议定期进行肾癌筛查。

①VHL 综合征（VHL 基因突变）、结节性硬化症（TSC1/2 突变）、遗传性乳头状肾癌（MET 基因突变）等遗传性肿瘤患者。对于存在肾癌家族史，存在多发肿瘤病史或家族中存在多发肿瘤病史的人，也推荐积极筛查。对于年轻，双侧肾癌，合并其他肿瘤的肾癌患者应积极筛查是否存在遗传异常。

②终末期肾病患者：这类患者患肾癌的风险为普通人的 5～20 倍。

③获得性囊性肾病患者：这类患者通常需要长期透析治疗，其患肾癌的风险和透析时间成正比。

④肾移植患者：这类患者发生肾癌的风险比普通人群高 10～100 倍，肿瘤可发生在原肾或移植肾上。

名词解释

VHL：又称为 VHL 病，是一种相对罕见的常染色体显性遗传病，主要表现包括肾细胞癌、嗜铬细胞癌、视网膜母细胞癌等。VHL 综合征中，肾癌的发生率为 50%，且发病年龄早，多呈双侧多病灶发病。

⑤对于存在肾癌发病危险因素（如吸烟、肥胖、高血压等）的人群，尤其是男性，应积极进行肾癌筛查。

其实，肾癌的临床诊断主要依靠影像学检查，确诊则需病理学检查。

❶ 尿常规

肾癌患者出现血尿（包括肉眼血尿和显微镜下血尿）的概率为 35%，但由于该检测简便易行，且为临床常规检查，因此推荐筛查时一并完善。如尿常规提示血尿，需考虑肾癌的可能。

❷ 肾脏超声

为发现早期肾癌最简便易行的检查，适宜人群筛查。常规超声检查对肾脏小肿瘤的检出不如 CT 敏感，但在 1～3cm 的病变中，超声和 CT 检查鉴别肿物性质的准确率均为 80% 左右。如果报告单上出现"低回声""占位"之类的描述，往往需要进一步检查以确诊。

❸ 泌尿系 CT

多数肾癌 CT 平扫呈低密度，实质期肿瘤密度低于肾实质。CT 检查对于肾肿瘤的诊断和分期的准确性高达 90%～95%。CT 检查往往能够给予较明确的影像学诊断，如"可疑肾癌""考虑肾囊肿"之类，但仍需临床医生结合患者病史进行判断。

❹ 腹部核磁

对于肾脏患有基础疾病导致肾功能不全，无法行增强 CT 检查的患者可行核磁检查，其敏感性和特异性与增强 CT 相近。此外，核磁在判断肾癌大血管侵犯时具有独特的优势，其报告解读更为专业，需要患者咨询泌尿科医生。

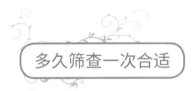

多久筛查一次合适

对于上述高危人群，建议去正规医院，最好是专科医院泌尿肿瘤科进行定期检查。肾脏超声检查，建议每 6 个月或 1 年 1 次；如超声提示可疑，可进一步行泌尿系 CT 或核磁检查明确。

预防肾癌

有没有什么方式可以预防肾癌的发生呢？

①保持良好生活习惯，吸烟者建议戒烟。

②肥胖是肾癌的危险因素，肥胖者建议控制体重。对于合并高血压、代谢综合征的患者，建议积极控制内科疾病。

③合理的饮食方式，多吃水果和蔬菜，适量进行体育锻炼。

辟谣与真相

汤药保肾能抗癌

现代医学中的"肾"是指人体的"肾脏"，正常人有两枚肾脏，分别位于后腹腔两侧，主要的功能为过滤毒素、产生尿液和分泌一些激素。而传统医学所指的"肾"与现代医学不同，其概念范围很广，用以调节全身的一系列机能。目前没有科学的数据支持服用汤药能够预防肾癌的发生或治疗肾癌。

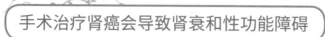

手术治疗肾癌会导致肾衰和性功能障碍

如前所述，体积比较小的早期肾癌往往并不需要切除一侧全部的肾脏，手术只需要切除病变的肿瘤组织和周围一小部分正常肾组织，以保证对癌细胞完整清除。对于一些比较大的单侧肾癌，即使完全切除一侧肾脏，患者对侧正常的肾脏也完全能够维持正常的生活。而正常男性性功能受交感神经和副交感神经支配，跟肾脏本身没有直接关系。

肾囊肿是良性病，不需要治疗

超过 1/3 的 50 岁以上人群患有肾囊肿，很少需要进行治疗。但肾脏囊性病变的种类其实有很多，最常见的单纯性囊肿除非体积特别巨大，一般无须手术。但是其中一小部分复杂性肾囊肿，存在同时合并肾癌或将来会进展至肾癌的可能。因此建议体检发现肾囊肿的人群，应咨询专科医生，制订合理的随访计划。

第十二章

东大夫来答疑

肿瘤患者到底什么能吃什么不能吃

很多肿瘤患者不知道怎么吃饭和吃什么，甚至家属都不知道怎么吃饭了。特别是胃癌患者，手术后部分或全部胃切除，完全不知道怎么吃饭了。虽然中国饮食文化历史悠久，但家里一旦有癌症患者，全家人都不知道吃什么了。还常有人问：听说肿瘤患者不能吃虾、鱼、鸡肉、牛羊肉、鸡蛋、牛奶……更有甚者提出"饿死肿瘤"，长期少食和拒绝蛋白质摄入，最后不是肿瘤致死，而是自己先把自己饿死了。

其实，人体的器官是可以慢慢适应环境和生活的，胃全切后，慢慢地小肠可以代胃行使功能，尽管没有了胃酸，在一定程度上会影响消化功能，所以胃癌术后很少有肥胖的，这也是通过切胃手术进行减肥的原理，但维持患者营养吸收和生活毫无问题。正常饮食即可！

我想告诉大家的是：

①肿瘤患者正常吃饭！家里人吃什么他就吃什么，或是他想吃什么就吃什么。为他单做饭，对患者未必是好事，增加了其心理负担。所以，对肿瘤患者"过度关照"，不让做这个、不让吃那个，几乎到了限制人身自由的境地的过度关照对患者只有害处。无论是心理上，还是身体上，都不利于患者的恢复。

②只有在特殊的时候需要注意饮食，比如，刚刚做完手术，特别是上消化道手术，需要少食多餐，近流食或半流食；还有就是化疗期间，消化道有一系列反应，应尽量吃少油腻、易消化的饮食；还有一些特殊化疗药物要求在饮食上注意，例如，奥沙利铂用药的 24 小时内，要避免冰冷食物，伊立替康容易出现腹泻反应，用药一周内应避免生冷和易造成腹泻的食物。

③消化道癌患者应用的化疗药，几乎都有对消化道黏膜的损伤，特别是 5FU，化疗后一周内多少都会有消化道反应，此时食物要易消化，避免

太油腻，也应该避免不洁食物和变质食物，因为化疗期间若出现细菌性肠炎治疗不及时就可能致命。另外就是出现肠梗阻时需要禁食。

④没有什么食物可以大补，鳖、海参、鱼翅、燕窝等，都不比牛奶、鸡蛋等正常饮食更有营养。吃新鲜蔬菜水果、鸡鸭鱼肉，合理搭配、营养均衡是关键。

⑤纠正两种错误观念：

肿瘤患者不能增加营养，会使肿瘤长得快。

肿瘤患者要少吃，饿死肿瘤细胞。

应该做的是：给患者正常饮食，鼓励患者多活动、多做家务，融入正常的社会和家庭生活中。

世界上最可怕的事就是不能被当成正常人对待。

我没有症状为啥到医院检查

几乎每天门诊都会有家属问："我父亲70岁了，身体很好，从来没有去过医院，怎么就患癌了呢？"我常会反问家属："你自己琢磨一下这句话有什么问题，为什么70岁了从来不做健康检查？"

还有甚者说"我原本没有病，一到医院就给我检查出病了"，或说"没有任何症状为什么要做癌筛查"。

这些都是临床常见的错误观念。

真相是：

①癌症发病高峰年龄在75～80岁，随着年龄的增长，我们每一个人患癌的风险都在逐渐升高，很多国家公认的人群早癌筛查年龄是40～50岁。

各种癌在早期都可以没有症状，只要出现症状就可能是进展期或晚期，例如，胃癌常见症状：消瘦、贫血、乏力、食欲减退、消化道出血、腹痛、肠梗阻等，这在临床几乎都是很晚期的症状，平均生存期很短。等出现症状再去检查基本就太晚了。

②有病忌医也算是一大常见错误观念。人类不只是会得肿瘤一种疾病，高血压、冠心病、糖尿病……都是需要治疗控制的，否则也会威胁生命。

在各种疾病面前，好汉真不能提当年勇！

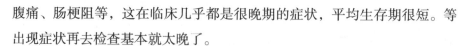

火爆的基因检测、一滴血和PET-CT早癌筛查

近几年，在新媒体时代，有很多像我一样的专业医生不遗余力地做着科普，大大地改变了大众对癌和各种疾病的认知，使得很多人接受了早癌筛查的观念和理念。但也有另一种现象需要提醒大家注意：一些企业、公司抓住大众的焦虑心理，极力推荐防癌抗癌保健品和"高大上"的基因检测、一滴血检测和PET-CT等，用于早癌筛查。真相是：

①随着科学技术的发展，我们目前的确可以进行很多基因检测，用于指导靶向和免疫治疗，判断预后等，例如胃癌最常用的是HER-2基因检测、微卫星检测等。但是用基因检测消化道早癌还是一件不太靠谱的事情。有一些癌症患者家族多人发生肺癌、乳腺癌、胃癌、结直肠癌、子宫内膜癌等，特别是发病年龄<50岁者，的确有一些遗传倾向，但目前人类发现明确与遗传性肿瘤相关的基因还很少，即使家族中有这个基因，切实地发现早癌还是需要做基本的检查，不能说有遗传基因今后就一定患癌，所有用基因检测做早癌筛查的基本上就是忽悠。

②一滴血发现癌，这个说法不靠谱。几十年来，人们一直在试图寻找一个简单、经济、易行的方法发现早癌，但至今也没有确切靠谱的方法。目前被很多商家热炒的"一滴血"检测癌症，这种美好的愿望在未来的10年内不太可能，是否今后科技发展能够实现，我们拭目以待。

③ PET-CT 做早癌筛查，并不合适。PET-CT 目前在肿瘤的诊断和治疗中越来越得到重视，是一个很好的分期检查手段，但它不是确诊手段，更不是早癌筛查手段。

早癌的定义通常是发生在黏膜或黏膜下的癌，通俗地理解可以是刚刚发生的、体积很小的癌。PET-CT 检查原理是用葡萄糖标记同位素，由于肿瘤细胞壁正常细胞需要更多的糖代谢，所以会更多地摄取同位素，但早癌的细胞很少，摄取量不足以在 CT 上显影，最大的问题是炎症和感染比癌细胞更容易摄取同位素，在胃癌中，胃黏膜炎症很普遍，早癌靠 PET-CT 检查太不靠谱，假阴性太多，反而会耽误早癌诊断。

世界上任何一种检查技术都没有绝对的好坏，适应证掌握得好，都是好方法，只有应用的人有"好坏"之分。

血液肿瘤标志物：医生的法宝，患者的心魔

血液肿瘤标志物（简称肿标）是一种化学类物质，存在于肿瘤细胞内或细胞膜表面，由机体对肿瘤发生免疫反应而产生，并进入体液和组织中。当其达到一定的水平时能表示可能有肿瘤存在，并反映肿瘤一定的生物特性。

目前最常用的肿标有 CEA、CA199、CA125、CA724、AFP、NSE、SCC 等。

关于肿标的故事太多了，下面跟大家分享一些。

肿标升高，走上 10 年寻医路

现在各单位每年例行查体基本都有肿标检测，但查体医生很多不具备

肿瘤专科知识，发现肿标升高，一般的查体中心会通知患者到医院进一步检查。因此每天我的门诊都会有因此来看病的。

有一位60多岁的男性，10年前就发现CA724轻度升高。正常值高限7，他总在10左右。于是他踏上了10年就医路，现在世界上有的检查方法他都做了，而且每3～6个月就检查一次，已经快弄成精神病了！我告诉他，如果有那么一个癌，10年不影响您的生命和生活，你应该当"宠物"养着！他琢磨出来我的潜台词后愉快地走了。

像这位男士这样的人有很多，被肿标升高折磨得够呛，惶惶不可终日。这种性格的人就需要医生"斩钉截铁"地进行指导，模棱两可的解答只会加重他的心理障碍。

后面我会告诉大家首次发现肿标升高应该怎么做。

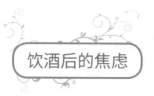

饮酒后的焦虑

曾经有一位知名人士，在一次喝大酒又腹泻后，CA199值高过2000。医生也很重视这种情况，让他把现有的各种检查都做了，但也没发现癌。他走遍了中国各大医院焦虑求医，当时我们领导还提交给我们MDT讨论过，我们给的意见是继续观察。持续3个月后肿标还不降，他又坐不住了，找到了我。

我详细询问了他的情况后告诉他，预计再过2～3个月就正常了，让他回家耐心等待。他半信半疑地走了，估计心里觉得东大夫是"大仙"吧。果然，在2个月后他的肿标降为正常了。他不明白，又找到我一定要问出个所以然。

我告诉他在做了这么多检查后都没有发现有癌，如果是癌症因素引起的肿标升高，一般不会超过6个月就能发现病灶，如果6个月以后还发现不了，这样的情况多是肝功不好或自身代谢酶缺乏，不能很快地代谢掉这些物质。如既往嗜酒、吸烟、长期用药等导致肝功异常，这些指标总是轻度升高，就属于这种情况。

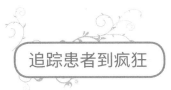

追踪患者到疯狂

为摸清肿标的意义，这么多年我一直很执着。

曾经一师哥查体 CA199 值 500 多，也是查遍所有检查，没人给他解答疑惑，自大连来我门诊。这么高的数值，我不会轻易放过他，就留了他的电话，每个月电话问他复查的结果。3 个月后他的 CA199 降为正常值，但我还不放心，又每半年给他打一次电话，后来他电话关机了，估计以为我是"神经病"吧。

后来我又在门诊发现大约 5 例这样莫名其妙肿标升高的患者，都让他们留下电话，主动电话随访和督促他们检查，最后基本都是在 1~3 个月后降为正常。我是够疯狂的，也感谢这些朋友不厌其烦地接听我电话随访，以后如果您遇到医生电话随访您，也请您积极配合，因为在不久的将来也许会有更多的肿瘤专家诞生！

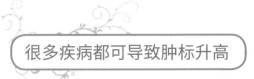

很多疾病都可导致肿标升高

我们内科老主任，突然乏力，检查发现 CA724 大于 1000，吓坏了大家，赶紧为他做了各种检查，结果没有发现癌，却发现她患有丙型肝炎，而且转氨酶很高了。经过丙肝治疗后 CA724 逐渐下降，但也始终没有降为正常。我还见过急性阑尾炎、胆囊炎等导致肿标一过性升高的病例，甚至感冒发烧都会使肿标升高。

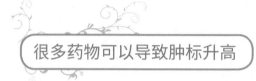

很多药物可以导致肿标升高

最常见的就是中药，有人连续服用中药时间过长，一是肝功可能受损，二是一些中药成分可以导致肿标升高。

有一位 32 岁女性，结婚 4 年未孕，就口服中药"调理"，结果一次查肿标，发现 CA125＞200，在妇科做了一通检查未发现妇科肿瘤。来我门诊后我让她停药和所有补品，1 个月后再复查，果然 1 月后降为正常，后来又随访过半年，确认没有问题后才放心。

另外还有结核患者口服抗结核药物时出现肿标升高现象。总之，一旦发现肿标升高，要排除这些因素观察，不能轻易诊断为癌症，癌症的诊断金标准是病理。

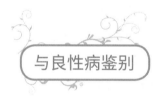

与良性病鉴别

肿标升高需要和良性病鉴别，但到目前为止还很难。

一例 46 岁男性患者，CA199 升高 150 多，胰腺多发小囊肿（均＜1cm），同时有胰腺炎表现，腹痛和血尿淀粉酶轻度升高，按胰腺炎治疗 1 个月 CA199 不降，但也无法凭借 CA199 升高诊断为胰腺癌，穿刺活检两次均未见到癌组织，只能观察了，半年后小囊肿长大，CA199 升高到 400 多，再次活检诊断胰腺癌。如何早期识别这样的患者临床很不容易。也可以说胰腺囊肿演变成胰腺癌，这种可能也无法排除。

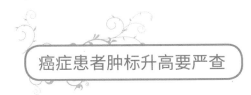

癌症患者肿标升高要严查

现在很多医生都认可了肿标升高和癌症的关系，也重视检查肿标，但是临床医生要悟性很强，仅有爱心和耐心是不够的，一定要多问几个为什么。

我们都知道肿标进行性升高对临床诊断很有意义，一例67岁的结肠癌术后女患者，分期很早，都没有做术后化疗。但术后1年出现CEA升高，每间隔3个月查一次都在缓慢升高，外科医生做了很多检查也没有发现转移，就建议患者找到我。我详细地看了患者这半年来的胸片，发现每次都报"右侧乳头影"，但这乳头影也在渐渐长大，我赶快让患者做了胸CT，结果发现右胸占位性病变，考虑转移或原发肺癌，MDT后认为原发肺癌可能性大，就做了手术，术后确诊为早期原发肺癌！

这就是典型的只看报告，不会看片子和缺乏临床综合分析能力的医生！自此，我反复在MDT时强调胸部CT对于癌症患者术后随访的重要性，现在我们医院很警惕肿标升高，外科大夫实在搞不定的会转给内科医生助诊，实现了"一切以患者利益为前提的、不因为经济原因而阻止患者到最适合的科室就诊"。

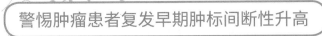

警惕肿瘤患者复发早期肿标间断性升高

临床还有一种现象容易被忽视，有少部分患者在复发早期出现间断肿标升高，如果没有经验的医生很有可能看到复查后又正常了而放弃密切随诊，一般这种忽高忽低的现象可持续 3～6 个月，因此复查肿标也要到 6 个月以上。

"正常人"首次发现肿标升高应该怎么做？

①首次发现肿标升高要复查核实，避免检查误差，如果是非正规三甲医院的检查，要到正规医院复查。

②轻度升高者如果在正规三甲医院复查仍然高，要先看看是否服用特殊药物（控血压、糖尿病和冠心病的药物不算），特别是补品和中药，要停药后 1 个月再做复查。停药后复查仍然高者间隔 1 个月连查 3 次，进行性升高再到专科医院做全面检查。

③如果复查后指标很高（超过正常值 3～5 倍）者，立即到肿瘤专科医院进行复核和相关检查。

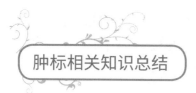

肿标相关知识总结

①健康人体细胞也会分泌少量的这些物质，因此血液肿瘤标志物正常值有一定的范围，90% 的人在正常值范围内，但也有少数人可能会轻度高于正常值。

②正常值范围内的变化没有意义，不同的医院检查结果也不具有可比性，因为用的试剂和检测标准不同。

③血液肿瘤标志物也并非肿瘤特有的物质，在一些疾病发生时也可以升高，如胰腺炎、胆囊炎、腹泻、发烧等，甚至吸烟、饮酒也会造成血液肿瘤标志物暂时性升高。随着疾病的好转，血液肿瘤标志物水平会逐渐下降到正常值范围之内。但有一点，良性疾病导致的肿标升高通常不会很高（最高在正常值的 2 倍左右），恶性肿瘤的肿标升高的特点是，升高明显，超过正常值的 2～3 倍以上，并且呈现进行性持续升高。但这些都不是绝

对的，还要结合其他检查，具体问题具体分析。这也是我说的，机器人永远代替不了医生！

④血液肿瘤标志物升高可以先于肿瘤的 CT 等影像学表现，即肿标升高了，但看不到哪里有肿瘤，这时一般 3～6 个月后会在影像学上看到肿瘤。言外之意，超过 6 个月的肿标升高，随着时间的延长，与肿瘤的相关性会越来越低。

⑤血液肿瘤标志物一般是肿瘤的晚期表现，早癌（黏膜内癌）或癌前病变通常不会出现血液肿瘤标志物升高。因此，普通的查体发现肿标大幅升高，多为晚期癌或进展期癌的表现，属于查体歪打正着发现癌，不是我们推荐的早癌筛查方式。血液肿瘤标志物的升高水平与癌症的分期早晚相一致，指标越高分期越晚。

⑥不同的癌种肿标表现也不同，目前血液肿瘤标志物与消化道癌的关系最密切，特异性和敏感性都高于其他癌种，是诊断、评估治疗效果，判断复发转移不可或缺的检查指标。

⑦也有癌症患者肿标始终不高，直到去世都正常，占所有癌症患者的 5%～10%。虽然肿标不高是预后好的标志之一，但也确实不能只依靠它进行临床诊断和治疗，否则会带来麻烦。